GIULIO CESARE GIACOBBE

COMMENT DEVENIR UN BOUDDHA EN CINQ SEMAINES

GIULIO CESARE GIACOBBE

COMMENT DEVENIR UN BOUDDHA EN CINQ SEMAINES

Le chemin le plus simple vers l'Éveil

Traduction de l'italien par Bernard Clément

FIRST
Editions

ISBN : 978-2-7540-1564-6
Dépôt légal : 2e trimestre 2010

Correction : Joanne Dasoul et Josiane Attucci-Jan
Mise en page : Olivier Frenot
Conception couverture : Leptosome

Imprimé en France

Éditions First
60, rue Mazarine
75006 Paris – France

Tél. : 01 45 49 60 00
Fax : 01 45 49 60 01
E-mail : firstinfo@efirst.com
Internet : www.editionsfirst.fr

À mon fils Youri qui, en tant que mortel,
était un bouddha et qui,
en mourant, m'a transmis sa bouddhéité,
à moi, autre mortel,
en l'an 2558 après la naissance du Bouddha
Siddhârta Gautama Sâkyamuni.

Toi, voyageur dans l'univers
Qui traverse la vie comme un météore
Assure-toi que ta chute dans le vide ne soit pas vaine
Ne fonce pas tout droit du néant au néant
Mais donne un sens à ta présence éphémère
Dans cette réalité éphémère
Cultive le plus sublime des accomplissements
Et le plus haut but de la Conscience
Qui donne sa grandeur à la Matière :
L'amour dans le non-attachement.
Il y a un bouddha en toi :
Fais-le grandir jusqu'à devenir
Une autre de ses incarnations.
Dans le flux éternel qui va du néant au néant
Assure-toi qu'entre un rien et l'autre
La conscience et l'amour
Jouent leur rôle dans l'évolution de cet univers.

Sommaire

Introduction

Ce manuel ne s'intéresse pas au bouddhisme comme religion.
Son objectif est de présenter la *méthode psychologique* enseignée à l'origine par le Bouddha. (Cela signifie que vous n'aurez pas à vous raser la tête ni à mendier pour vivre. Et, mieux encore, que vous ne serez pas obligé de porter une tenue orange tous les jours. Un sérieux avantage si vous préférez d'autres couleurs...)
Le seul propos, l'unique objectif de cet enseignement est la **libération de la souffrance**.

> *Je n'enseigne que ce qui nous aide à trouver la Voie. Ce qui est inutile, je ne l'enseigne pas. Au-delà du fait de savoir si l'univers est fini ou infini, transitoire ou éternel, il y a une vérité qui doit être acceptée : la réalité de*

la souffrance. La souffrance vient de causes qui peuvent être comprises et éliminées. Ce que j'enseigne nous aide à atteindre le détachement, l'équanimité, la paix et la libération. Mais de ce qui ne nous aide pas à trouver la Voie, je ne parle pas.

[SUTTA PITAKA, MAJJHIMA NIKAYA, UPAKKILESA SUTTA]

De toute évidence, il n'est pas question dans ce passage de la souffrance physique, sinon le Bouddha serait resté dans l'histoire comme un médecin.
Ce dont il s'agit, clairement, c'est de la souffrance *mentale*.
En d'autres termes, le Bouddha était un *psychologue*[1].
Comme on le voit, la souffrance mentale était déjà très répandue il y a vingt-cinq siècles. En fait, cette souffrance est traditionnellement définie comme « la condition humaine ».
C'est exactement ce qu'affirme la première déclaration du Bouddha, la première Noble Vérité : à quel point la souffrance est répandue.
Mais qu'est-ce qui produit la souffrance ?
Telle est la question que le Bouddha s'est posée à lui-même.

1. Jésus, qui s'est révélé non seulement le fils de Dieu mais aussi un *psychologue* perspicace, a déçu son père terrestre, comme tous les fils, en n'adoptant pas son métier (charpentier), mais en se consacrant plutôt à des recherches intellectuelles (moins fatigantes mais beaucoup plus dangereuses comme son destin allait le prouver). Il est excitant pour des psychologues comme moi, que Jésus, entre toutes les professions, ait choisi la nôtre. Penser que nous comptons le fils de Dieu dans notre confrérie ! Et que notre profession s'avère aussi inclure le Bouddha est un véritable miracle ! Je ne serais pas surpris si Gandhi et Mère Teresa en faisaient aussi partie.

Et la réponse qu'il a donnée fut : *une vision erronée de la réalité.*
Le Bouddha a proposé une alternative, une vision de la réalité et un type de comportement capable de nous donner sérénité, paix, rire, joie et amour.
En d'autres termes, le bien-être et même le bonheur.
Son efficacité a été démontrée par la très large dissémination du bouddhisme dans le monde.
La forme qu'il a prise est celle d'une religion, mais son but est *psychologique* : l'élimination de la souffrance et l'établissement d'un état de *sérénité* permanent.
En fait, les enseignements originaux du Bouddha constituent, comme nous le verrons, une *méthode psychologique.*
L'enseignement du Bouddha est simple et peut être mis en pratique par n'importe qui.
Même des enfants.

> *Vous êtes des enfants intelligents et je suis certain que vous pouvez comprendre tout ce que je vous dis et le mettre en pratique. La Grande Voie que j'ai découverte est subtile et profonde, mais celui, quel qu'il soit, qui est prêt à y dévouer son cœur et son esprit sera en position de la comprendre et de la suivre.*
>
> [Sutta Pitaka, Majjhima Nikaya, Upakkilesa Sutta]

La tradition a transformé cet enseignement en une *théorie*[2].
En fait, c'est une **pratique**.

> *Mon enseignement n'est ni une théorie ni une philosophie, mais le fruit de l'expérience. Tout ce que je dis vient de mon expérience, et vous aussi pouvez le confirmer à travers votre propre expérience. Les mots ne rendent pas compte de la réalité : seule l'expérience nous révèle son vrai visage.*
>
> [SUTTA PITAKA, MAJJHIMA NIKAYA, UPAKKILESA SUTTA]

La pratique proposée par le Bouddha consiste dans l'acquisition de cinq capacités que nous possédons déjà mais dont, tout bonnement, nous ne nous servons pas.
Ce sont :
– *le contrôle de l'esprit ;*
– *la présence au réel ;*
– *la conscience du changement ;*
– *le non-attachement ;*
– *l'amour universel.*
Nous verrons comment l'obtention de ces cinq capacités constitue l'enseignement original du Bouddha et ce que vous devez faire pour les acquérir.
Les acquérir vous prendra **cinq semaines**.
Une semaine sera donc consacrée à chacune d'elles.

2. La philosophie bouddhiste ou plutôt les philosophies bouddhistes ont proliféré depuis la mort du Bouddha : selon le docteur Edward Conze, un des meilleurs experts en bouddhisme, il en existerait quatorze, toutes différentes...

Voici comment utiliser ce manuel.
D'abord, lisez le livre tout entier afin d'avoir une vision d'ensemble du processus.
Puis, relisez le chapitre consacré à l'acquisition de la première capacité et appliquez-vous à l'acquérir durant la première semaine.
Répétez l'opération, les quatre semaines suivantes, avec les quatre autres capacités.
À la fin de la cinquième semaine, votre bouddhéité sera devenue *réelle*, même si vous n'en serez encore qu'au début de votre transformation.
Vous serez devenu un **bouddha**.
À partir de ce moment, vous n'aurez qu'à *développer* votre bouddhéité et à la *renforcer*, en utilisant mes rappels pour vous aider.
Le but de ce manuel n'est pas seulement de ressusciter l'enseignement originel du Bouddha oublié depuis trop longtemps, mais aussi et surtout de restituer cet enseignement *sous une forme scientifique*, de telle façon que tout un chacun puisse le comprendre et le mettre en pratique.

Je veux ici rendre hommage à Siddhârta Gautama Sâkyamuni qui a ouvert la Voie et à mon fils Youri qui, en la suivant au cours de sa trop brève existence, m'a aussi incité à la faire mienne.
Youri est mort à l'âge de vingt-sept ans : l'âge exact auquel le Bouddha a atteint l'Éveil. Youri était un bouddha, l'une des incarnations du Bouddha (Bodhisattva) qui, selon le

bouddhisme, apparaissent de temps à autre sur Terre. Dès sa naissance, il a montré un degré de sérénité et d'amour incomparable. Au cours des vingt-sept ans qu'a durés sa vie, je ne l'ai jamais vu se mettre en colère ou se disputer avec quiconque. Au contraire, il souriait toujours, était toujours tolérant envers tous et communiquait aux autres son amour inconditionnel sans même parler, avec un sourire ou d'une simple pression de la main. Nous sentions sa présence en nous. Tous la sentaient. Quoi que vous fassiez, il était toujours proche de vous et vous faisait sentir son amour absolu.

Il est mort de la plus banale des maladies, une grippe. Mais, en mourant, il a accompli un miracle. Il a transformé son père, ce pécheur invétéré, en bouddha. Il m'a transmis sa bouddhéité, ce n'est donc nullement à mes mérites que je la dois. Ma vie en a été transformée. J'ai connu l'Éveil. J'ai vu et intégré dans mon propre corps, totalement et de façon permanente, la précarité absolue de l'existence, la réalité unique, celle de l'ici et maintenant, et l'importance capitale, exclusive de l'amour, du rire et de la joie. J'ai saisi qu'il était possible de devenir un bouddha.

Mon bouddhisme n'est plus théorique, il est devenu réel. C'est de cette expérience qu'est issu ce livre. Je connaissais déjà l'enseignement théorique du Bouddha, mais en en faisant l'expérience dans mon propre corps, j'ai atteint cette bouddhéité à laquelle tout le monde, sans avoir à souffrir la perte d'un fils, peut parvenir.

Chapitre 1

Qu'est-ce qu'un bouddha ?

Un bouddha n'est pas un dieu, un saint, un surhomme ou un être surnaturel[3].

C'est l'un d'entre nous.

Une personne ordinaire.

C'est simplement quelqu'un qui a éliminé la souffrance.

Pas du monde, bien sûr, mais *en lui.*

Il ne souffre plus.

Il ne se met pas en colère.

Il ne hait pas.

Il n'éprouve ni jalousie, ni envie, ni ressentiment.

Ni tristesse, ni anxiété, ni peur.

3. Le Bouddha n'est pas une divinité, même dans la religion bouddhiste qui le considère comme le héraut de la libération de l'esclavage des renaissances.

Ni cupidité, ni convoitise, ni égoïsme.
Mais cela signifie-t-il qu'il est apathique, indifférent, qu'il n'éprouve aucun sentiment?
Pas le moins du monde.
Il a des sentiments.
Il les éprouve même tous.
Mais il ne les exacerbe pas.
Il ne les cultive pas.
Il ne devient pas leur esclave.
Il ne les alimente pas.
Je parle de sentiments négatifs.
Il n'alimente que les sentiments *positifs.*
Des sentiments comme la *sérénité, la paix, le rire, la joie, l'harmonie* et *l'amour.*
En d'autres termes, il réussit à rester serein à l'intérieur, il cultive ses sentiments positifs, les goûte pleinement et neutralise ses sentiments négatifs.
Il reste toujours calme et serein.
Son corps est toujours relaxé.
Il n'éprouve plus jamais ni stress ni tension.[4]
Il vit dans la joie, le rire, l'harmonie et l'amour.
Et il inspire la joie, l'harmonie, l'amour, le rire et la bonne humeur à ceux qui l'entourent.[5]

---

4. En devenant un bouddha, le seul problème, c'est que vous allez prendre un peu de poids, car le stress diminuant, vos muscles ne se contracteront plus sous l'effet de la tension nerveuse (ce n'est pas une coïncidence si le Bouddha est toujours montré comme un être plutôt bien en chair). Mais quand vous serez devenu un bouddha, vous cesserez de vous tourmenter au sujet de votre silhouette !

5. L'humour est une autre caractéristique qu'on acquiert ou qu'on renforce en devenant un bouddha. L'hilarité des moines tibétains, l'humour des moines zen sont célèbres. Il découle de leur état de relaxation et de sérénité qui leur permet non seulement de voir le côté drôle de la vie et d'en rire, mais aussi de *provoquer* cette hilarité comme un état d'esprit positif. Chacun le sait, il n'existe pas de meilleur remède que le rire.

Parce qu'il a atteint la sérénité.

Un bouddha est un être qui a atteint la sérénité et qui la maintient en toute situation.

Mais comment y parvient-il? Nous le verrons plus loin. Ce livre a été écrit pour vous le montrer. Et pour vous aider à lui ressembler.
Devenir un bouddha?
Vous verrez que c'est possible.
Ce n'est pas difficile de devenir un bouddha. Il suffit de vous appliquer.
Pour l'instant, tout ce que vous devez savoir, c'est qu'il est possible de devenir un bouddha.
Que c'est possible pour tout le monde, même vous.
Parce que, comme le Bouddha l'a dit: **« Tout être humain possède la nature d'un bouddha. »**
En d'autres termes, tout être humain peut devenir un bouddha.
Tout être humain peut en fait atteindre la *bouddhéité*, c'est-à-dire la capacité d'être toujours serein, quoi qu'il arrive.
Mais est-ce vraiment possible?
Oui, c'est possible.
Parce que, aussi incroyable que cela puisse paraître, **notre sérénité ne dépend pas des situations mais de nos réactions devant elles**.

La même situation provoquera des réactions différentes chez des personnes différentes.
Et ce n'est pas tout.
Vous-même, placé dans des situations identiques, avez eu des réactions différentes à différentes époques de votre vie.
Notre réaction aux situations est en fait *conditionnée par notre expérience*, autrement dit par notre *passé*.
Dans la culture orientale, ce conditionnement a été dénommé la *loi du karma*[6].
Karma signifie « action ».
Cette loi démontre que chacune de nos actions est conditionnée par notre *expérience*.
Autrement dit, notre présent est conditionné par notre passé.
Mais cela signifie aussi que *notre futur est conditionné par notre présent*.
Par conséquent, en changeant notre présent, nous sommes en position d'influer sur *notre futur*.
S'il est vrai que notre réaction aux situations est conditionnée par notre expérience passée, il est tout aussi vrai que nous sommes en position, grâce à la *conscience* et à la *volonté*, de faire en sorte que nos réactions aux situations échappent à notre conditionnement et restent *positives*, confortant notre sérénité.

6. La *loi du karma* a été découverte par la culture orientale dans des temps très reculés (bien avant le Bouddha). Après l'invention de l'écriture, elle est décrite dans la *Bhagavad-gîtâ*, récit qui apparaît dans le grand poème épique indien le *Mahâbhârata*, au ve siècle av. J.-C. et dans le traité classique sur le yoga, le *Yoga-Sûtra*, au IIIe siècle av. J.-C. Dans la culture occidentale, la loi du karma n'a été découverte qu'au xxe siècle par Sigmund Freud qui a identifié le conditionnement du présent par les souvenirs enfouis du passé (l'inconscient) comme la cause de la névrose.

Grâce à cette attitude, notre futur *ne sera plus conditionné négativement,* et le maintien de notre sérénité deviendra un schème de comportement *spontané.*
C'est ainsi que l'on devient un bouddha.
La définition précise du terme *bouddha* est en effet le « non-conditionné », celui qui a échappé au conditionnement du passé.
Nous pouvons par conséquent dès à présent construire notre **sérénité**.
Nous pouvons dès à présent construire notre *personnalité de bouddha.*
Bien sûr, cela suppose un certain *entraînement.* Mais qu'est-ce qui ne suppose pas un peu d'entraînement ? Est-ce qu'on apprend le ski, la saisie informatique, l'usage d'un ordinateur, ou la conduite automobile sans entraînement ?
La maîtrise de toute activité suppose une certaine pratique.
Et si l'on accepte de s'entraîner pour apprendre à skier, à saisir un texte, à conduire une voiture, etc., pourquoi le refuserait-on quand il s'agit de devenir un bouddha ? Alors que cela nous donne une satisfaction bien plus grande, parce que cela va nous permettre de rester serein en toute situation.
Le Bouddha lui-même l'a dit : vous devrez faire un *effort,* le Juste Effort.
Mais seulement au début.
Ensuite, avec *l'habitude,* ça deviendra spontané et naturel.

Alors, vous serez devenu un bouddha.
Puis, avec le temps, vous deviendrez un bouddha encore plus complet.
Ce n'est qu'une question de temps et d'application.
Et vous n'avez besoin que d'une qualité : la **persévérance**.
Si vous croyez que vous ne possédez pas cette qualité, il existe une astuce pour l'acquérir et la développer :

Faites de votre projet de devenir un bouddha le centre de votre vie.

Si vous faites cela, votre persévérance s'épanouira comme une fleur, elle grossira comme une tornade, elle deviendra aussi solide qu'un roc.
Si vous faites de votre projet de devenir un bouddha le centre de votre vie, vous développerez, spontanément et sans effort, une persévérance invincible qui vous conduira à un succès assuré.
Il vous suffit de faire d'un acte de volonté une *habitude*.
Cet acte de volonté sera d'abord incertain et laborieux, mais ensuite, avec la pratique, il sera de plus en plus facile et spontané jusqu'à devenir *automatique*.
Le Bouddha a empli sa vie de sérénité, de paix, d'harmonie, de bonne humeur, de joie et d'amour. Comme l'ont fait beaucoup d'autres après lui.
C'est ce résultat que, vous aussi, vous allez atteindre.
Ce que vous visez, ce sont des *états mentaux*.

Et nous avons tous la capacité d'atteindre et de rendre durables ou au moins fréquents ces états mentaux.
On peut les résumer en un mot : la **sérénité**.
La sérénité est la principale caractéristique du Bouddha et c'est elle que vous allez pouvoir acquérir pour le *restant de votre vie*, si vous suivez les instructions contenues dans ce manuel.
Vous n'aurez pas à vous raser la tête, à vous vêtir d'orange, ni à vous retirer dans un monastère himalayen situé à quatre mille mètres d'altitude. Ceci dit, une telle retraite, comme des vacances agréables à la montagne, pourrait vous aider.
Comme le dalaï-lama l'a dit : « Le Bouddha est en vous, quoi que vous fassiez et où que vous alliez[7]. »
Ce qui signifie que vous pouvez atteindre l'état de bouddhéité en n'importe quel lieu et quelles que soient les circonstances.
Ce n'est ni aussi impossible ni aussi difficile que cela peut le paraître.
Parce que votre sérénité est un *état mental*, et vos états mentaux ne sont pas quelque chose que vous subissez, ils dépendent de vous !
Parce que la sérénité existe déjà, à l'intérieur de vous, à l'état de *potentiel*.
En d'autres termes, vous êtes déjà *capable* de l'atteindre.
Tout ce que vous devez apprendre, maintenant, c'est à la réaliser **en pratique**.

7. Je ne sais où et quand il l'a dit, mais étant donné le ventre rond du Bouddha, il doit bien l'avoir dit quelque part !

Je vous expliquerai comment y parvenir dans ce manuel.
Pour l'instant, n'y pensez pas.
L'essentiel à retenir, c'est que vous aussi avez la capacité de devenir un bouddha.
Clarifions tout de suite un point : être un bouddha ne signifie pas ne plus avoir d'amis ni de relations sociales, ne pas former de projets, ne pas se donner d'objectifs politiques, sociaux ou professionnels.
Cela signifie simplement *rester serein* en toutes circonstances et *aimer les autres* (indispensable pour rester serein).

Être un bouddha signifie rester serein en toutes circonstances et aimer autrui.

C'est tout.
Je suis désolé si cela vous paraît mince.
Il y a des bouddhas parmi nous.
Beaucoup plus que vous ne l'imaginez.

***

Nous sommes sur la plage d'un village de pêcheurs. Les petits bateaux trapus sont alignés au bord d'une mer calme dont les vagues lèchent paresseusement leurs flancs bombés et colorés.
Quelques vieillards sortent des filets bourrés de poissons hors des barques pleines à craquer et les tirent sur

la plage, échangeant parfois quelques mots, parlant de ce qu'ils connaissent : le poisson, la mer, les bateaux, les femmes.

Ces dernières, rassemblées un peu plus loin, réparent de leurs doigts agiles les nœuds déchirés des filets et parlent entre elles, parfois d'une voix forte et excitée, parfois très bas, d'une voix presque inaudible. De temps à autre, elles sont secouées d'un rire tonitruant qui éclate comme un pétard.

Des enfants courent entre les bateaux, se bousculant avec de petits cris. Certains sont nus.

Les chats allongés sur les seuils des maisonnettes, yeux mi-clos à cause du soleil éblouissant, guettent, mine de rien, les filets débordant de poissons.

Les mouettes décrivent des cercles dans le ciel, l'œil fixé sur les barques de pêche, et remplissant l'air lumineux du matin de leurs cris de protestation devant le vol de *leurs* poissons.

Il y a aussi un jeune homme de vingt-sept ans.

Ses cheveux châtain clair ont presque viré au blond platine sous les rayons du soleil, et dans ses yeux gris bleu se reflètent toute la profondeur et la luminosité du ciel. Ses lèvres sont retroussées en un léger sourire qui accueille tout avec paix, joie, harmonie, acceptation, compréhension et amour.

On dirait que ses yeux et son sourire embrassent ce petit coin du monde – la plage, les bateaux, les filets, les vieillards, les femmes, les enfants, les chats, les mouettes, le caressant avec une douceur et une tendresse infinies.

Le temps s'écoule rapidement dans son lit profond, mais le jeune homme est présent à chaque instant, comme relié par un fil invisible à chaque dune, chaque pierre, chaque buisson de ce littoral.

Il est présent à chaque moment du flux de la vie, de l'univers.

Ce petit coin du monde devient le monde tout entier, et les vieillards, les hommes, les femmes, les enfants, les chats, les mouettes, ainsi que toutes les plantes – les pierres, les nuages, les étoiles – sont tous les êtres vivants que l'univers déverse dans la rivière du temps et submerge sous ses eaux d'abord tièdes et mousseuses, puis froides et étales.

Le jeune homme regarde et sourit.

Son regard, comme son sourire, est plus vieux que les bateaux, les filets, les vieillards, les femmes, les enfants, les chats, les mouettes.

Dans son regard, dans son sourire, règne le silence de la paix, de la joie, de l'harmonie, de la compréhension et de l'amour universel.

Chapitre 2

Qui était le Bouddha ?

Siddhârta Gautama Sâkyamuni, celui qu'on appelle habituellement le Bouddha (c'est-à-dire « l'Éveillé »), a réellement existé.

Il est né en 563 av. J.-C. à Kapilavastu, capitale du royaume des Sâkyas, dont son père Suddhodana était le monarque, dans une région de l'Himalaya proche du Népal actuel.

Selon la tradition, sa mère Mâyâdevî qui lui a donné le nom de Siddhârta, est morte huit jours après sa naissance, et il a été élevé par sa tante Pajapati Gautami, la seconde épouse du roi, a qui il doit son second nom Gautama[8].

8. Comme avec beaucoup de grands hommes, les mythes concernant la naissance du Bouddha ont proliféré dans l'imagination populaire. Selon l'un de ces mythes, la mère du Bouddha qui, après trente-deux mois de mariage, était toujours vierge (c'est

C'est aux Sâkyas, la tribu à laquelle il appartenait, qu'il doit son troisième nom.

Selon la légende, un devin avait annoncé au roi Suddhodana que le premier de ses fils (Siddhârta) abandonnerait le royaume et renoncerait à toute prétention au trône.

Pour empêcher cet événement qu'il considérait comme une catastrophe, il garda Siddhârta enfermé à l'intérieur du palais royal, lui interdisant tout contact avec le monde extérieur. (Siddhârta avait un frère, mais en Inde comme ailleurs, les cadets des familles royales ou aristocratiques étaient considérés comme des moins-que-rien. En Occident, ils ont dû inventer les croisades pour se trouver une occupation digne de ce nom.)

Siddhârta a eu une enfance et une jeunesse insouciantes.

À l'âge de vingt ans, on décida qu'il épouserait une cousine, la princesse Yasodhara, la fille de Dandapani, roi du royaume de Koliyas, et de Pamita, la sœur du roi Suddhodana.

À vingt-deux ans, peu après la naissance de son fils Rahula, Siddhârta découvre la souffrance présente dans le monde extérieur, souffrance dont il n'était pas conscient jusque-là. Il abandonne sa famille, le palais royal et sa position, et se met en quête de la Voie

---

la destinée des mères des grands hommes de rester irrémédiablement et contre toute vraisemblance vierges même après être tombées enceintes) rêva d'un bel éléphant blanc qui entrait dans son flanc droit. Dix mois plus tard (comme on sait la gestation d'un éléphanteau est plus longue que celle d'un petit humain), alors qu'elle effectuait un voyage vers sa région natale, elle mit au monde un fils – debout, suspendue par les bras à une branche de figuier (arbre qui apparaît aussi dans la Bible), suivant la technique de l'époque.

menant à la libération. (Comme presque tous les grands hommes – et la plupart des adultes –, il s'est conduit, on le voit, comme un parfait « salaud ». Mais peut-être ne l'a-t-il fait que pour démontrer que les prophéties se réalisent.)

Pendant cinq ans, il sillonne le royaume à la recherche de maîtres et pratique le yoga, la forme d'ascétisme traditionnelle dans la culture indienne.

Il devient d'abord un disciple de l'ascète Alara Kalama, puis de l'ascète Udaka Ramaputta, et sous leur égide, il expérimente des états de *transe* de plus en plus profonds dans lesquels la souffrance est dépassée, transcendée.

Puis, pendant six mois, il pratique la forme d'ascétisme la plus extrême, la mortification du corps, jusqu'à ce qu'il comprenne que cette voie-là non plus ne mène pas à la libération permanente de la souffrance[9].

Il s'est ensuite consacré à l'observation de ses propres sensations, de ses émotions, de ses pensées, en s'efforçant d'être le plus attentif qu'il pouvait aux phénomènes qui se présentent à la conscience. (Il est clairement l'inventeur de la psychanalyse.)

Il a découvert que ces phénomènes naissent et meurent continuellement, que tout est en devenir, et par là que la vraie nature de la réalité est une *constante transformation*. C'est le *panta rhei* (« tout s'écoule ») de la philosophie d'Héraclite.

9. C'est cette période qui a donné naissance à l'iconographie où l'on peut voir un Bouddha maigre, voire décharné. Comme nous le verrons, la souffrance (et la maigreur du Bouddha) est temporaire et ne représente pas sa vraie personnalité. Chez le Bouddha, il n'y a pas de place pour la souffrance, car l'élimination de celle-ci est l'objectif de tout son enseignement. La vraie dimension du Bouddha est le plaisir.

Telle fut sa première découverte.
La deuxième fut qu'aucune « chose » n'existe sans toutes les autres, et qu'elles entretiennent une relation d'interdépendance et de causalité mutuelle. (Comme l'a confirmé une découverte récente de la physique appelée *effet papillon*.)
Assis sous un pippal *(Ficus religiosa)*, dans un bois proche du village d'Uruvela, Siddhârta a approfondi son analyse de la réalité[10].
Deux jeunes gens lui apportaient de la nourriture : Svasti, un orphelin très pauvre qui gardait des buffles, et Sujata, la fille du chef du village.[11]
Un jour, après que Svasti l'avait quitté pour ramener les buffles chez lui, Siddhârta fut empli de la sensation que cette nuit-là il atteindrait le Grand Éveil.
Grâce à la pleine conscience, son corps, son esprit et sa respiration étaient parfaitement unifiés.
La pratique de la présence mentale lui avait permis de développer une grande capacité de concentration, qu'il était maintenant capable d'utiliser pour emplir son corps et son esprit de la conscience de ce qui est.
Sans relâche, Siddhârta a irrigué son propre esprit de cette attention.

---

10. Mais qu'est-ce au juste qu'un pippal? Je lance un concours parmi mes lecteurs afin de résoudre ce problème. Les gagnants se verront offrir un cours éclair pour atteindre l'Éveil.

11. Cette façon de survivre aux crochets des autres est la caractéristique du Bouddha (qui n'a pas travaillé un seul jour de sa vie). Je vous recommande de ne pas l'imiter. Non que la mendicité soit une activité louche. Mais il y a une tendance un peu *trop* orientale dans cette façon de vivre qui s'apparente à une certaine *passivité*. Je propose une voie *occidentale* vers le bouddhisme, une voie active qui vous permet de créer, de construire et de rivaliser avec autrui comme vous le faites dans la vie ordinaire. Mais sans stress. Ce qui signifie aussi plus efficacement.

Il a découvert que les êtres humains souffrent parce qu'ils ne comprennent pas qu'ils partagent la même nature que toutes les créatures : l'ignorance entraîne une multitude de chagrins, de confusions et de difficultés. Elle est la source de la cupidité, de l'arrogance, du doute, de la jalousie et de la peur.

Apprenant à apaiser son esprit pour pénétrer plus profondément la véritable nature des choses, Siddhârta a atteint la compréhension d'ensemble qui dissout toute anxiété et toute souffrance, les remplaçant par l'acceptation et l'amour.

Il vit que la compréhension et l'amour sont un et le même : sans compréhension, il ne peut y avoir d'amour, et sans amour, il ne peut y avoir d'acte juste.

Il comprit qu'afin de développer une claire compréhension il est nécessaire de vivre dans la présence mentale, en contact direct avec la vie, dans l'ici et maintenant, qu'il est nécessaire de voir, en pleine conscience, ce qui se produit vraiment à la fois au-dedans et en dehors de nous.

La présence mentale et la pleine conscience mènent à une libération permanente de la souffrance.

Siddhârta réalisa qu'il avait découvert la Grande Voie.

Ce n'était pas une voie intellectuelle mais une voie d'expérience, non un chemin théorique mais pratique.

En lui apportant sa nourriture, le lendemain, Sujata lui vit une expression radieuse.

À cent reprises, elle l'avait vu assis sous le pippal, digne et majestueux, mais ce jour-là quelque chose avait changé.

En le regardant, Sujata sentit ses propres tourments et anxiétés se dissiper. Une joie aussi neuve qu'une brise printanière emplit son cœur. Elle sentit qu'elle ne désirait rien autant que ce qu'elle avait déjà, que tout dans l'univers était bon et bienveillant, et que personne ne devait plus désormais éprouver peur ou désespoir.
Elle fit quelques pas et déposa le bol de nourriture devant lui.
— Assieds-toi à côté de moi, l'invita Siddhârta avec un sourire. Je te remercie pour la nourriture et l'eau que tu m'as apportées tous ces mois. Ce jour est le plus beau jour de ma vie parce que cette nuit j'ai découvert la Grande Voie. Je veux que tu partages mon bonheur. Bientôt, j'enseignerai la Voie à tous.
Sujata joignit les mains et demanda la permission de parler.
— Tu es l'Éveillé, celui qui nous montre comment vivre en pleine conscience. Pouvons-nous t'appeler l'Éveillé ?
Siddhârta acquiesça.
— Cela me rendrait très heureux.
Le regard de Sujata s'illumina.
— En langue magadhi, dit-elle, le mot *boudh* signifie « s'éveiller ». Une personne qui s'est éveillée est par conséquent un *bouddha*. Pouvons-nous t'appeler le Bouddha ?
Siddhârta acquiesça de nouveau.
Il était âgé de vingt-sept ans.

Le Bouddha consacra le reste de sa vie à propager ses découvertes afin que les êtres humains puissent atteindre l'Éveil et la libération de la souffrance.
Voyageant dans tout son royaume, puis descendant le Gange vers les royaumes voisins des Koliyas, des Mallas, des Kosalas, des Licchavis, des Angas, des Magadhas, des Kasis et des Vatsas, il convertit des milliers de gens, fonda des communautés *(sangha)* de moines *(bhikkus)* devant qui il présenta, dans une série de sermons *(suttas)*, sa discipline : le *dharma*.
À l'âge de soixante-douze ans, en 491 av. J.-C., après un schisme à l'intérieur du *sangha* (la communauté des fidèles) provoqué par son disciple Devadatta, deux tentatives d'assassinat (dont la deuxième le blessa), et une grave maladie dont il guérit, le Bouddha lui-même annonça, trois mois avant, sa propre mort qui se produisit dans une forêt proche de Kusinara, un village du royaume des Mallas, voisin de sa propre terre natale. (Cette capacité à annoncer sa mort à l'avance est caractéristique de l'Éveillé ou de l'initié… Ce qui eut parfois pour conséquence que certains d'entre eux se donnèrent la mort afin de prouver qu'ils avaient raison.) Après six jours et six nuits de cérémonies, avec offrandes de fleurs, bâtonnets d'encens, musique et danse, auxquelles prirent part non seulement les *bhikkhus*, mais aussi les habitants de Kusinara et de la ville proche de Pava, la dépouille du Bouddha fut transportée à Pava pour les funérailles, placée dans un cercueil de fer, hissée sur un

grand bûcher de bois aromatique et brûlée en présence de centaines de personnes.

Ses cendres furent divisées et placées dans huit *stupas* (monuments funéraires) à Kusinara et Pava dans le royaume des Mallas, à Kapilavastu dans le royaume des Sâkyas, Rajagriha dans le royaume des Magadhas, Vaisali dans le royaume des Licchavis, Allakappa dans le royaume des Bulis, Ramagama dans le royaume des Koliyas et Vethadipa dans le royaume des Vethas[12].

12. Cette brève biographie s'inspire de l'œuvre de Thich Nhât Hanh, *Sur les traces de Siddhârta*.

Frères, la Première Noble Vérité est
l'existence de la souffrance.
La naissance, la vieillesse, la maladie et la mort sont souffrance.
La tristesse, la colère, l'envie, la peur, l'anxiété et le désespoir sont souffrance.
L'absence de ce que nous aimons est souffrance.
La présence de ce que nous détestons est souffrance.
Le désir est souffrance.
L'aversion est souffrance.
Telle est la Première Noble Vérité.
Frères, la Deuxième Noble Vérité est la cause de la souffrance.
La cause de la souffrance est l'attachement.
L'attachement à son tour est causé par l'ignorance.
L'ignorance qui produit l'attachement est l'ignorance de la réalité, l'ignorance du fait que la réalité est impermanente.
L'ignorance de la réalité produit l'attachement parce que nous tenons pour permanent ce qui est impermanent.
L'attachement entraîne tristesse, colère, envie, peur, anxiété et désespoir.
Telle est la Deuxième Noble Vérité.
Frères, la Troisième Noble Vérité est l'extinction de la souffrance.

La souffrance ne peut cesser qu'avec
l'extinction de sa cause, à savoir l'ignorance
et l'attachement qui en découle.
Telle est la Troisième Noble Vérité.
Frères, la Quatrième Noble Vérité est la Voie
qui mène à l'extinction de la souffrance :
c'est le Noble Sentier Octuple.
Telle est la Quatrième Noble Vérité.

[SUTTA PITAKA, MAJJHIMA NIKAYA, SACCAVIBHANGA SUTTA]

LE NOBLE SENTIER OCTUPLE

Frères, le Noble Sentier Octuple de la
Compréhension Juste, de la Pensée Juste,
de la Parole Juste, de l'Action Juste, des
Moyens d'Existence Justes, de l'Effort Juste,
de l'Attention Juste et du Recueillement Juste
est ce que j'appelle la Juste Voie[17]*.*
En suivant le Noble Sentier Octuple,
j'ai atteint la compréhension, la libération et
la paix.
Frères, pourquoi ai-je appelé ces voies
« la Juste Voie » ?
Je les appelle « justes » parce qu'elles ne
nient pas la souffrance mais indiquent,

17. Les termes utilisés pour les définitions du *Noble Sentier Octuple* diffèrent dans les trois principales traditions, et donc dans les trois canons, ainsi que dans les diverses traditions occidentales. Ceux que je cite ici sont ceux que l'on trouve dans l'ouvrage précité, *Sur les traces de Siddharta* de Thich Nhât Hanh, car ils sont d'un accès aisé au lecteur occidental.

dans l'expérience directe de la souffrance,
le chemin pour la surmonter.
Le Noble Sentier Octuple est la voie de
la conscience basée sur l'Attention Juste.
En pratiquant l'Attention Juste, nous
développons la Juste Concentration,
laquelle nous permet d'atteindre la Juste
Compréhension.
À travers la Concentration Juste nous
atteignons la Compréhension Juste, la
Pensée Juste, la Parole Juste, l'Action Juste,
les Moyens d'Existence Justes et l'Effort Juste.
La conscience qui se développe à partir de là
nous libère des chaînes de la souffrance et
engendre la véritable paix et la vraie joie.

[Sutta Pitaka, Majjhima Nikaya, Pasarasi Sutta]

Les Quatre Nobles Vérités et *le Noble Sentier Octuple* constituent le cœur de **l'enseignement originel du Bouddha**.

Mais ne pensez pas que *les Quatre Nobles Vérités* et *le Noble Sentier Octuple* soient insuffisants pour construire le bouddhisme.

Ce sont des préceptes importants et exigeants qui dictent des attitudes psychologiques et comportementales.

Et ils sont plus que suffisants avec, bien sûr, quelques perfectionnements que nous trouvons aussi dans la littérature bouddhiste.

Dans la mesure où *les Quatre Nobles Vérités* et *le Noble Sentier Octuple* constituent l'essence du bouddhisme et décrivent la pratique à laquelle nous devons nous appliquer afin d'atteindre la bouddhéité, il est nécessaire de clarifier et d'analyser plus en détail leur contenu.
Je commencerai donc par l'examen des **Quatre Nobles Vérités**.

Chapitre 4

Les Quatre Nobles Vérités

Le thème des Quatre Nobles Vérités est la *souffrance*.
Ses thèses concernent :

1. L'existence de la souffrance.
2. Sa cause.
3. Les moyens de l'éliminer.
4. La voie qui mène à son élimination.

Précisons tout cela :

1. L'existence de la souffrance
Constat de l'existence omniprésente de la souffrance.

2. La cause de la souffrance
Identification de la cause de la souffrance : ignorance de la nature impermanente de la réalité.

3. L'élimination de la souffrance
Indication des moyens d'éliminer la souffrance : conscience de la nature impermanente de la réalité.

4. La voie qui mène à l'élimination de la souffrance
Procédure pour éliminer la souffrance : pratique du Noble Sentier Octuple.

Les Quatre Nobles Vérités constituent la *base* du bouddhisme.

Elles constatent que la souffrance est partout présente, qu'elle est due à une fausse vision de la réalité, qu'elle peut être éliminée au moyen d'une vision correcte de la réalité, et que cette vision peut être atteinte et maintenue grâce à la pratique du Noble Sentier Octuple. Dans la mesure où la souffrance à laquelle se réfère le Bouddha est une souffrance systématique et permanente, il est clair qu'il s'agit d'une *souffrance névrotique*.

Certes, selon la psychologie bouddhiste, la structure de l'*ego* – c'est-à-dire la structure normale de la personnalité humaine – est une structure névrotique[18].

Ce jugement apparemment paradoxal peut être démontré aussi bien théoriquement que par l'expérience.

Théoriquement, il renvoie à la structure mentale d'une personnalité attirée et absorbée dans l'expansion sym-

18. « Nous pouvons commencer en nous interrogeant sur l'origine de tous les problèmes psychologiques, l'origine de l'esprit névrotique. C'est une tendance à s'identifier avec les désirs et les conflits liés au monde extérieur. Et la première question à se poser est celle de savoir si ces conflits existent réellement dans le monde extérieur ou si ce sont en fait des conflits intérieurs. » [Chögyam Trungpa, *Regards sur l'Abhidharma*, Marpa, 1981.]

bolique de l'*ego* et un développement anormal de la *pensée*.

Depuis que l'être humain a commencé son évolution mentale qui a fait de la pensée sa principale activité perceptive, son *ego* – c'est-à-dire l'image que l'être humain a de lui-même – a dépassé les limites naturelles de son corps.

Notre *ego* s'est étendu à nos biens matériels, à notre statut financier, à nos liens émotionnels (et donc à d'autres créatures vivantes) ainsi qu'à nos rôles sociaux, nos états mentaux, nos schèmes de comportement – toutes les images stéréotypées de notre culture.

En d'autres termes, des *symboles conceptuels*.

Aujourd'hui nous nous identifions non seulement avec notre corps, mais aussi avec notre maison, notre voiture, notre télé, notre compte en banque, notre famille, nos amis, notre profession, notre prestige, nos rôles sociaux, etc.

Selon la psychologie bouddhiste, là est la cause principale de la névrose et donc de la souffrance humaine.

C'est un processus névrotique dans la mesure où ce mouvement nous éloigne de la réalité – autrement dit, de la correspondance naturelle entre l'*ego* et le corps.

Dans la névrose, l'*ego* s'identifie avec une série de symboles mentaux toujours plus nombreux et complexes, basés sur des valeurs qui sont *sociales* et *culturelles* plutôt que naturelles.

La souffrance dérive clairement d'une augmentation de la vulnérabilité de l'*ego*, lequel augmente avec le nombre d'objets auxquels il s'identifie.

On peut observer par l'expérience l'état de souffrance mentale récurrente.

De nos jours, avec l'avènement d'une société de consommation culturelle fondée non seulement sur la possession et le statut social, qui ont toujours existé dans l'histoire humaine, mais aussi sur l'aptitude à produire et à consommer, la situation a incontestablement empiré : l'existence, tout autour de nous, de cette névrose et de cette souffrance mentale largement répandues, est évidente[19].

La bouddhéité est simplement l'état naturel de non-névrose.

Ceci explique pourquoi la *bouddhéité* est à la portée de tout un chacun, comme le déclarait le Bouddha : ce n'est pas un état extraordinaire ou surhumain, mais simplement l'*état naturel*, qui n'est pas très répandu et, de ce fait, est en général considéré comme *exceptionnel*[20].

---

19. Ce qui nous rend névrotique n'est pas tant la vie frénétique que nous menons, mais *l'attitude mentale* que nous adoptons envers elle : comme si notre bonheur dépendait réellement du succès. Cette attitude engendre du *stress*, l'exact opposé de la *sérénité*. Le bonheur est essentiellement équivalent à la sérénité et celle-ci, non la « réussite », est le véritable critère de notre bonheur. L'état de bouddhéité nous permet d'atteindre la sérénité authentique, qui ne s'oppose d'ailleurs pas à la notion de réussite.

20. « Nous ne sommes absolument pas normaux et naturels. Nous sommes absolument anormaux, nous sommes malades, nous sommes fous ! Seulement, comme tout le monde nous ressemble, nous ne nous en apercevons pas : la folie est si normale que ne pas être fou semble anormal. Le Bouddha est anormal. » [Osho, *Tantra, spiritualité et sexe*, Almasta 2003.]

La bouddhéité peut être atteinte en suivant le Noble Sentier Octuple.

Examinons maintenant, un par un, les éléments de cette Voie.

Chapitre 5

La Compréhension Juste

Il sourit et leva les yeux vers une feuille de pippal qui se détachait contre le ciel bleu et dont la pointe palpitait vers lui comme si elle l'appelait.
En l'observant attentivement, Gautama distingua clairement en elle la présence du soleil et des étoiles, parce que sans le soleil et les étoiles, cette feuille n'aurait jamais existé.
Et il vit la terre, le temps, l'espace, tous présents dans la feuille.
La réalité de la feuille était un miracle stupéfiant.

Il vit que c'est l'existence de toutes choses qui rend possible l'existence de chacune d'elles. La feuille et son corps étaient un et le même. Aucun des deux ne possédait un moi permanent et séparé, aucun des deux ne pouvait exister indépendamment du reste de l'univers.
Réalisant la nature interdépendante de toutes choses, Siddhârta vit aussi leur nature vide : toutes choses sont vides d'un moi séparé et isolé.
Il réalisa que la clé de la libération réside dans les deux principes d'interdépendance et de non-moi.
Illuminant les rivières de la perception, Siddhârta comprit que l'impermanence et l'absence de moi sont les conditions indispensables de la vie.
Sans l'impermanence, sans l'absence de moi, rien ne serait capable de croître et d'évoluer.
Si un grain de riz n'avait pas la nature de l'impermanence et du non-moi, il ne serait pas capable de se transformer en jeune pousse.
Si les nuages n'étaient pas impermanents et vides (de nature propre), ils seraient incapables de se transformer en pluie.

Si sa nature n'était pas impermanente et vide
de nature propre, un enfant ne serait pas
capable de se transformer en adulte.
C'est pourquoi accepter la vie signifie
accepter l'impermanence et l'absence de
moi.
La cause de la souffrance est la fausse
notion de permanence et d'un moi séparé.
En découvrant cela, Siddhârta réalisa qu'il
n'y a ni naissance ni mort, ni création ni
destruction, ni un ni multiple, ni intérieur ni
extérieur, ni grand ni petit, ni pur ni impur.
Ce sont autant de fausses distinctions créées
par l'intellect.
Quand nous pénétrons la nature vide
des choses, les barrières mentales sont
surmontées et nous sommes libérés du cycle
de la souffrance[21].

La Compréhension Juste a été transmise par la tradition bouddhiste sous le nom d'Illumination.
Mais en quoi consiste concrètement la Juste Illumination ?
C'est la *compréhension de la véritable nature de la réalité.*
Pour être totalement clair, il serait peut-être plus correct de dire que la Juste Compréhension est la *connaissance* de la véritable nature de la réalité.

21. *Buddhacarita*, III, 22 (un poème sans doute écrit dans la première moitié du IIe siècle apr. J.-C. par Asvaghsa).

L'ignorance de la réalité – l'exact opposé de la connaissance – est considérée par le Bouddha comme la cause de la souffrance :

> *Frères, la cause de la souffrance est l'ignorance. À cause de l'ignorance, les hommes ne voient pas la réalité de la vie et se laissent emprisonner dans les flammes du désir, de la colère, de l'envie, de l'anxiété, de la peur et du désespoir.*
>
> [SUTTA PITAKA, SAMYUTTA NIKAYA, DHAMMACAKKAPAVATTANA SUTTA]

Il est donc sans doute plus correct de parler de Connaissance Juste que de Compréhension Juste.
La *Connaissance Juste* consisterait alors en une connaissance correcte de la réalité non déformée par l'ignorance.
Mais qu'est-ce que la *réalité* ?
La définition traditionnellement attribuée au Bouddha est tout à fait claire : **« La réalité est un changement constant. »**
En d'autres termes, la réalité est, comme l'énonce le Bouddha, *impermanente*.
Toute notre expérience démontre que les choses et les êtres qui nous entourent changent constamment et que nous-mêmes changeons constamment.
Les situations changent constamment.

Notre corps change constamment.
Notre esprit change constamment.
L'univers qui nous entoure change constamment.
Mais la découverte du Bouddha ne s'est pas arrêtée là.
Il a aussi découvert que *l'existence de chaque chose est conditionnée par l'existence de toutes les autres.*

Chaque chose est conditionnée par toutes les autres.

Cette vérité aussi est démontrée par notre expérience.
Un animal pourrait-il exister sans les géniteurs qui lui ont donné vie et sans l'ensemble des animaux qui les ont précédés dans l'évolution?
Les herbivores pourraient-ils exister sans les plantes qui les nourrissent?
Et les plantes elles-mêmes pourraient-elles exister sans l'eau et la lumière du soleil?
Notre planète et le soleil pourraient-ils exister sans le reste de l'univers?
Pourriez-vous exister sans l'univers?
Et posez-vous cette belle question: l'univers pourrait-il exister sans vous[22]?
Oui? Mais ce ne serait pas *cet* univers.
Vous êtes nécessaire à l'existence de cet univers, exactement comme cet univers est nécessaire à votre existence.

22. C'est ce que je dis toujours à mes patients atteints de dépression. Cela leur apporte un soulagement momentané, puis ils retombent dans la pensée qui les obsède: que l'univers a été créé dans le seul but de les flouer.

Parce que chaque chose est reliée à toutes les autres. Rien ne peut exister indépendamment de tout le reste. Telle est la signification de l'expression « vide de nature propre » ou « non-moi »: aucune chose, aucun être ne peut exister *en* et *par lui-même*. C'est-à-dire seul, sans le reste de l'univers.

Comme nous l'avons vu, la découverte que la réalité est constituée de choses en constante transformation et que chacune d'elles est reliée à toutes les autres, c'est ça la fameuse *Illumination*.

La **Juste Connaissance**, donc, conduit à l'**Illumination**.

Le fameux Éveil du Bouddha est simplement la Juste Compréhension ou *Connaissance.*

Siddhârta estima la découverte de la véritable nature de la réalité si importante et centrale qu'elle pouvait mener à une *illumination* authentique, événement qui le conduisit à se définir lui-même comme le Bouddha, « l'Éveillé ».

Pourquoi?

De toute évidence, ce n'est pas la connaissance de la vérité elle-même qui est si importante.

Nous savons que ce qui intéressait le Bouddha n'était pas la connaissance mais la libération de la souffrance.

Un intérêt *pratique*, donc.

C'est vrai, j'ai affirmé plus haut que la réalité est constituée d'ingrédients en constante transformation et tous reliés les uns aux autres.

Et alors?

Que vais-je faire de cette découverte ?
Quelle conclusion en tirer ?
La conclusion que j'en tire est celle-ci : si tout est en état de transformation permanent, *je ne peux m'attacher à rien.*

Nous ne pouvons nous attacher à rien.

Parce que rien de ce qui existe n'est immuable, rien ne reste identique à soi tout le temps.
Et c'est une *illusion* de le penser.
Par conséquent, nous sommes obligés, par évidence existentielle et par souci de cohérence mentale, de développer le **non-attachement**.
Le non-attachement est la clé psychologique qui ouvre la porte à la libération de la souffrance.
Le non-attachement *conduit à la libération de la souffrance.*
Il est évident, en fait, que si je cesse d'être attaché à quelque chose, tous mes soucis, mes problèmes, mes anxiétés, mes peurs – autrement dit, ma souffrance mentale – fondront comme neige au soleil.
Parce que la souffrance découle de *l'attachement à une situation qui diffère de ce qui est en fait* : elle découle d'un désir de quelque chose que je n'ai pas ou d'une aversion pour quelque chose que j'ai.
Comme l'énonce la tradition bouddhiste, la souffrance *découle soit de la séparation d'avec ce que nous aimons soit de l'union avec ce que nous détestons.*

Le non-attachement remplit donc la mission initiale que le Bouddha s'est donnée à lui-même : éliminer la souffrance.
Pour le dire plus explicitement :
La *Juste Connaissance* (Illumination) *consiste dans la conscience que* les choses et les êtres changent constamment *et sont* tous reliés les uns aux autres, *et donc dans le développement du non-attachement.*
Ce premier précepte, le non-attachement, suffirait à lui seul pour atteindre la bouddhéité prêchée par le Bouddha et éliminer la souffrance mentale de notre vie.
Il est évident que c'est un précepte *psychologique*, en ce qu'il prescrit une *attitude mentale* spécifique : voir la réalité telle qu'elle est.
Mais le Bouddha, en subtil psychologue qu'il était, a compris qu'il était difficile pour un être humain ordinaire d'acquérir et de maintenir la conscience de l'impermanence de la réalité et d'agir en conséquence.
L'être humain ordinaire a besoin de savoir comment se comporter et agir de façon concrète afin de maintenir cette conscience et de la rendre plus efficace.
C'est ici que les sept autres éléments du *Noble Sentier Octuple* entrent en jeu.

Chapitre 6

La Pensée Juste

Frères, pratiquez la Pensée Juste.
La Pensée Juste consiste en une pensée dans laquelle il n'y a ni confusion ni distraction, ni colère ni haine, ni désir ni convoitise.

[Vinaya Pitaka, Vibhanga Sutta]

Frères, la Pensée Juste consiste en une pensée dans laquelle est présent l'amour universel.

[Sutta Pitaka, Majjhima Nikaya, Piyajatika Sutta]

Mais qu'est-ce que la Pensée Juste en termes concrets?

De toute évidence, une pensée dans laquelle il n'y a nulle *souffrance.*
Et qu'est-ce qui engendre la souffrance dans notre pensée ?
Comme le disait le Bouddha : *la confusion, la distraction, la colère, la haine, le désir et la convoitise.*
Nous devons les éliminer.
Mais comment ?

> *Frères, la confusion et la distraction, la colère et la haine, le désir et la convoitise peuvent être vaincus en pratiquant les Quatre Contemplations.*
> *Pour vaincre la confusion et la distraction, pratiquez la Contemplation de la respiration : elle clarifiera votre esprit et accroîtra votre capacité de concentration.*
> *Pour surmonter la colère et la haine, pratiquez la Contemplation de la compassion : cela éclairera les causes de la colère et de la haine présentes dans votre esprit et dans les esprits de ceux qui les ont provoquées en vous.*
> *Pour surmonter le désir, pratiquez la Contemplation de l'impermanence : cela éclairera le commencement et la fin de toutes choses.*

> *Pour surmonter la convoitise, pratiquez la Contemplation de la mort : cela éclairera la dégradation de toutes choses.*
>
> [Vinaya Pitaka, Vibhanga Sutta]

Confusion, distraction, colère, haine, désir et convoitise constituent, évidemment, la *pensée négative.*
Mais il ne suffit pas d'éliminer la pensée négative.
Nous devons aussi construire la *pensée positive.*
En quoi consiste la pensée positive ?

> *La bienveillance, la compassion, la joie partagée et le non-attachement sont des états mentaux merveilleux, profonds. Je les appelle les Quatre Incommensurables.*
> *En les pratiquant, vous deviendrez une source de vitalité et de bonheur pour toutes les créatures.*
>
> [Sutta Pitaka, Majjhima Nikaya, Cularahulovada Sutta]

En un mot, *une pensée positive.*
La Pensée Juste consiste donc en l'élimination systématique des pensées négatives et en la construction de la pensée positive.

Chapitre 7

La Parole Juste, l'Action Juste, les Moyens d'Existence Justes

La Parole Juste, l'Action Juste et les Moyens d'Existence Justes consistent à ne faire violence à aucune créature vivante, ni aux autres ni à nous-mêmes, en pensées, en paroles ou en actes.

[VINAYA PITAKA, MAHAVAGGA SUTTA]

Comme on peut le voir, la Parole Juste, l'Action Juste et les Moyens d'Existence Justes sont plutôt des *préceptes moraux* que des méthodes psychologiques à proprement parler.

Ils trouvent leur expression dans la tradition bouddhiste dans les *Cinq Préceptes.*

> *Mes disciples font un effort pour vivre simplement et en conscience et s'imposent l'application des Cinq Préceptes qui sont : ne pas tuer, ne pas voler, ne pas commettre d'actes violents, dire la vérité et s'abstenir d'ingérer des substances qui obscurcissent l'esprit.*
>
> [VINAYA PITAKA, MAHAVAGGA SUTTA]

Les Cinq Préceptes sont des règles de conduite qui visent à nous mettre en position de ne pas causer de souffrance, mais ils ne suffisent pas à nous libérer de la souffrance névrotique une fois qu'elle s'est installée.
Nous pouvons par conséquent les écarter de notre méthode pour atteindre la bouddhéité.
Mais il pourrait être utile de préciser quelque chose.
Quels sont les Moyens d'Existence Justes ?
Il s'agit simplement de la *profession* que nous exerçons pour assurer notre subsistance.
Sans pour autant exiger que nous nous fassions tous moines, il est nécessaire selon la tradition bouddhiste d'exercer une profession qui ne nous amène pas à violer les Cinq Préceptes.
C'est ainsi que les tueurs professionnels, les trafiquants de drogue ou d'armes ne pourront pas atteindre la bouddhéité.

Non parce que ces professions sont *immorales*.
Le bouddhisme ne traite pas de morale ou de moralité.
Mais parce que le *sentiment de culpabilité*, même inconscient, qui découlerait de ces professions est une cause de souffrance mentale qui ne peut être éliminée même par la pratique du bouddhisme, étant constamment ranimée par l'exercice en soi de ces professions.
En fait, nous consacrer à une profession qui occasionne des souffrances à d'autres êtres finit par nous faire souffrir nous-mêmes, précisément parce qu'elle éveille en nous un *sentiment de culpabilité.*
Il est donc nécessaire d'exercer une profession qui ne cause de souffrance ni à soi-même ni à autrui.
D'évidence, le sentiment de culpabilité que nous éprouverons dépendra des principes moraux qu'on nous aura inculqués.
Le bouddhisme ignore l'impératif catégorique de type kantien qui postule que le Bien Moral est une valeur en lui-même (une notion typiquement occidentale).
En revanche, il assigne une valeur *instrumentale* à la moralité.
Ce qui ne signifie pas que le Bien Moral soit moins catégorique pour autant.
En fait, il est essentiel au bien-être mental et donc à la survie. Autrement dit, il est nécessaire pour faire le bien, ou plutôt pour ne pas faire le mal (c'est-à-dire pour ne pas causer de souffrances aux créatures vivantes), non

parce que c'est un bien absolu en soi, mais parce qu'infliger de la souffrance aux créatures vivantes déclenche en nous un *sentiment de culpabilité* qui devient une cause de souffrance pour nous-mêmes.

Contrairement à la tradition occidentale, cette approche de la morale, qui est à proprement parler *psychologique*, tient compte de sa dimension historique et culturelle.

Pour un chasseur de têtes amazonien, par exemple, décapiter un ennemi, réduire sa tête et la suspendre à sa ceinture sont des actes de haute valeur sociale qui n'engendrent aucun sentiment de culpabilité[23].

Nombre de soldats, de toutes périodes et de tous pays, ont sans doute éprouvé un sentiment approchant quand ils tuaient des êtres humains au nom des idéaux et des objectifs politiques les plus divers.

L'expression « faire du mal à autrui » et le sentiment de culpabilité qu'un tel comportement entraîne n'ont donc de sens qu'en relation avec la morale en vigueur dans la société où nous avons grandi.

Le plus important reste d'éliminer les causes plus ou moins inconscientes de ce sentiment de culpabilité et donc de la souffrance mentale. Nous ne pouvons y parvenir par la pratique du bouddhisme, mais en évitant une façon de vivre contraire à la morale dans laquelle nous avons été élevés.

Les règles morales transmises par la tradition bouddhiste sont les règles communes à presque toutes les cultures

23. En fait, chez les Shuars d'Amazonie, plus vous pouvez exhiber de têtes réduites à votre ceinture, plus vous attirerez de femmes. Pour obtenir le même résultat, les mâles occidentaux tablent plutôt sur le statut social et l'argent.

humaines[24], raison pour laquelle le Bouddha les a érigées en préceptes.
Mais il importe de préciser aussitôt ceci :
S'il est vrai que ces règles morales n'appartiennent pas vraiment à la méthode psychologique enseignée par le Bouddha, elles ne peuvent être exclues de notre projet d'atteindre et de maintenir l'état de bouddhéité.
Et de fait, cet ensemble de règles morales une fois adopté, même si c'est seulement à titre instrumental, devient contraignant.
C'est pourquoi j'ai inclus l'amour universel parmi les cinq capacités de la bouddhéité : sans lui, l'état de bouddhéité ne peut être ni atteint ni maintenu.
Ne pas infliger de souffrance aux autres est un impératif catégorique qui ne peut être séparé de l'engagement à ne pas s'infliger de souffrance à soi-même.
Pour donner un exemple pratique, un bouddha ne tromperait jamais sa compagne ou son compagnon, même si leur relation était mauvaise, parce que cela lui causerait de la souffrance.
Si la relation conjugale est une source de souffrance pour tous les membres de la famille, il vaut mieux y mettre fin.
Mais si seul l'un des deux partenaires souffre, un bouddha s'efforcera d'éliminer la souffrance qu'il ou elle éprouve et de ne pas abandonner sa famille, parce qu'un tel acte causerait précisément aux proches une souffrance qu'il ou elle s'est proposé d'éliminer.

24. Voir, par exemple les Tables de la Loi.

Cette position fait du bouddhisme le héraut d'une morale qu'on n'avait jamais connue dans l'histoire de l'humanité jusque-là et qui allait trouver son expression achevée dans le christianisme.
C'est pourquoi le bouddhisme a pris spontanément la forme d'une religion, mais il est en fait compatible avec n'importe quelle autre religion.

Chapitre 8

L'Effort Juste

Frères, je sais que votre attention est emprisonnée dans le monde imaginaire de votre pensée.
Frères, je sais que regarder à l'intérieur de soi-même requiert un effort de volonté.
Frères, faites l'effort de regarder en vous-mêmes.
Concentrez votre attention sur votre pensée, observez comment elle naît, se développe et meurt, qu'elle est impermanente et que ses fantaisies ne sont pas réelles.
Frères, en faisant l'effort de regarder à l'intérieur de vous, vous vous libérerez des mirages de votre pensée.

Alors, vous serez capables de tourner votre attention vers la réalité qui vous entoure et elle vous sera révélée dans toute sa beauté et sa joie.
Vous découvrirez que dans la réalité, il n'y a pas de souffrance, la souffrance n'est que dans votre pensée.
Frères, faites l'Effort Juste de concentrer votre attention sur vos sensations, vos émotions et vos pensées et vous atteindrez la Juste Concentration.

[SUTTA PITAKA, MAJJHIMA NIKAYA, SATIPATTHANA SUTTA]

En résumé : **l'Effort Juste consiste dans la volonté de mettre en œuvre la Juste Concentration ; c'est-à-dire l'observation de notre propre pensée.**
L'observation de notre propre pensée requiert *un effort*.
Pourquoi ?
Parce que notre attention est en général *hypnotisée* par nos pensées à un tel point que nous *devenons nos pensées*.
Quand une pensée traverse notre conscience (par exemple, « je suis un raté »), nous en déduisons que cette pensée est réelle et nous *devenons* cette pensée.
C'est la raison pour laquelle nous souffrons.
Notre *ego* s'identifie avec nos pensées.
Il est *hypnotisé* par nos pensées.
Notre flux mental est un aimant très puissant.

Nous devons produire un véritable effort pour nous en libérer.
L'*habitude*, ou plutôt l'*automatisme* nous tient prisonniers de nos pensées, de notre esprit.
S'extraire de ce fonctionnement mental pour devenir l'observateur de notre propre pensée, mettre ainsi en œuvre la Juste Concentration n'est pas en soi difficile à faire : ce qui est difficile, c'est de s'en *souvenir.*
C'est pourquoi le Bouddha a inclus l'Effort Juste dans le *Noble Sentier Octuple*, comme s'il s'agissait d'une voie en elle-même, parallèle aux sept autres. En fait, il s'agit simplement d'une préparation pour le huitième élément du *Noble Sentier Octuple*, le dernier et le plus important : la Juste Concentration.

Chapitre 9

La Juste Attention

Vous êtes intelligents, enfants, et je suis certain que vous êtes capables de comprendre tout ce que je vous dis et de le mettre en pratique.
Ô enfants, quand vous mangez une mandarine, vous pouvez le faire avec attention ou distraction.
Qu'est-ce que cela signifie de manger une mandarine consciemment?
Cela signifie que quand vous mangez une mandarine vous savez que vous la mangez. Vous appréciez pleinement son parfum et sa délicieuse saveur.

Ô enfants, qu'est-ce que cela signifie de
manger une mandarine sans conscience ?
Cela signifie que quand vous mangez une
mandarine vous ne savez pas que vous
la mangez.
Vous n'appréciez pas son parfum et
sa délicate saveur.
En agissant ainsi vous ne pouvez apprécier la
nature splendide, précieuse de la mandarine.
Si vous n'êtes pas conscient de la manger,
la mandarine n'est pas réelle.
Si la mandarine n'est pas réelle, celui qui
la mange, quel qu'il soit, n'est pas non plus
réel.
C'est ce que cela signifie de manger une
mandarine sans conscience.
Enfants, manger une mandarine en toute
présence mentale signifie être vraiment en
contact avec la réalité.
Votre esprit ne poursuit pas les pensées
d'hier ou de demain, mais habite totalement
le moment présent.
Vivre en toute présence et conscience
mentale signifie vivre dans le moment
présent, avec un corps et un esprit
demeurant dans l'ici et maintenant.

[SUTTA PITAKA, MAJJHIMA NIKAYA, SATIPATTHANA SUTTA]

La pleine conscience consiste donc à tourner notre attention vers la réalité qui nous entoure, ici et maintenant, et à interagir avec elle.
Raison pour laquelle, il serait peut-être plus correct de parler de *présence au réel*.

La pleine conscience consiste à être présent au réel.

La présence au réel est fondamentale pour l'obtention de la bouddhéité en ce que, n'étant pas obsessionnellement focalisés sur nos pensées intérieures mais sur le monde extérieur, le réel, c'est un état mental *non névrotique*.
Il est par conséquent nécessaire de tourner systématiquement notre attention vers la réalité.
Et de vivre dans la réalité[25].

25. Voir Thich Nhat Hanh, *Sur les traces de Siddhârta.*

Chapitre 10

La Juste Concentration

Frères, pratiquez la Juste Concentration.
La Juste Concentration est le plus noble élément du Noble Sentier Octuple.
La Juste Concentration consiste dans la Concentration sur la pensée.
La Concentration sur la pensée consiste en l'observation détachée de nos propres pensées.
Observez vos pensées avec détachement, exactement comme vous observeriez avec détachement des oiseaux volant au loin dans la paix du soir.
Imitez la terre : que vous la semiez de fleurs odoriférantes ou la couvriez de déjections,

la terre reçoit toute chose sans prendre parti, sans préférence ni aversion.
Quand une pensée naît, qu'elle soit plaisante ou déplaisante, ne vous laissez pas enfermer en elle, n'en devenez pas l'esclave.
Observez-la avec détachement et laissez-la passer : elle ne se développera pas en vous et ne produira pas le fruit empoisonné de la souffrance.
Si vous laissez vos pensées se développer, elles deviennent très puissantes, elles prennent possession de vous et vous réduisent en esclavage.
En observant votre pensée avec détachement, vous découvrirez une grande vérité insoupçonnée : que votre pensée n'est pas le produit de votre volonté, mais une plante autonome, indépendante de vous, nourrie par votre attachement et qui plonge ses racines dans votre peur.
Si vous pratiquez l'observation détachée de la pensée, les vaines pensées disparaîtront et vous demeurerez dans la Pure Conscience.
La conscience de la pensée, détachée de celle-ci, si elle est pratiquée avec constance, mène à la Libération.
Frères, avant d'apprendre à observer la pensée avec détachement, vous devez

apprendre à observer et à calmer votre respiration, votre corps et vos émotions.
Quand vous avez apaisé votre respiration, votre corps et vos émotions, pratiquez continûment l'observation détachée de la pensée.
L'observation détachée de la pensée, jointe à l'observation consciente de la respiration, renforce la concentration.
Avec la concentration, vous deviendrez capables de voir profondément dans la nature des cinq méthodes de perception : sensations, émotions, pensées, volonté et conscience.

[Sutta Pitaka, Majjhima Nikaya, Cularahulovada Sutta[26]]

Si par « esprit[27] » nous entendons la totalité de nos pensées, émotions et sensations, alors nous pouvons définir la Juste Concentration comme *l'observation détachée de l'esprit.*

La Juste Concentration consiste dans l'observation détachée de l'esprit.

---

26. Ceci se réfère aux *Skandha*, les cinq formes qu'emprunte la *perception*. Pour être le plus clair possible, les termes utilisés ici ne sont pas les termes traditionnels. Si le lecteur veut creuser cette question, il se reportera à *Regards sur l'Abhidharma*, Chögyam Trungpa, *op. cit.*

27. Il importe de préciser que le terme « esprit » n'indique pas un *objet* mais un *acte*, ou plus exactement une série d'actes. C'est-à-dire un *processus* ou une *fonction*, à savoir la fonction de la *perception* que la psychologie bouddhiste subdivise en cinq *Skandha*, comme je l'ai déjà mentionné.

Chapitre 11

L'essence du Noble Sentier Octuple

Pour récapituler, en considérant son *essence*, nous pouvons exposer le *Noble Sentier Octuple* comme suit :

1. La Connaissance Juste
Conscience du changement constant et de l'interdépendance des choses (éveil) et donc du non-attachement.

2. La Pensée Juste
Élimination des pensées négatives involontaires et production de pensées positives volontaires.

3. La Parole Juste
(Secondaire, dans la mesure où c'est un précepte moral plutôt que psychologique.)

4. L'Acte Juste
(Secondaire, dans la mesure où c'est un précepte moral plutôt que psychologique.)

5. Les Moyens d'Existence Justes
(Secondaires, dans la mesure où c'est un précepte moral plutôt que psychologique.)

6. L'Effort Juste
volonté de mettre en œuvre la juste concentration.
(Secondaire, dans la mesure où elle est implicite.)

7. L'Attention Juste
L'attention à la réalité et l'interaction avec elle.

8. La Juste Concentration
L'observation détachée de l'esprit.

Voici donc pour l'essentiel le bouddhisme originel tel que l'a enseigné le Bouddha.
Comme nous le voyons, il s'agit plutôt d'une discipline psychologique que d'une discipline religieuse.
Il y a une chose importante à dire ici.
Vous ne devez pas vous perdre dans les discussions théoriques.
Il est nécessaire d'en venir à la pratique.
Le bouddhisme est avant tout **pratique**.

Un bouddhiste est quelqu'un qui pratique le bouddhisme, non quelqu'un qui en parle.
Une personne qui se consacre à des discussions théoriques sur le bouddhisme n'est pas un bouddhiste mais un « bouddhologue ».
Comme, selon la tradition, le Bouddha lui-même l'a dit explicitement dans un célèbre discours :

> *Bien que mon enseignement ne soit ni un dogme ni une doctrine, il est certain que quelques personnes peuvent le voir ainsi. Je dois expliquer clairement que j'enseigne une méthode pour faire l'expérience de la réalité et non la réalité elle-même, de la même façon qu'un doigt pointé vers la lune n'est pas la lune. Une personne intelligente suivra la direction indiquée par le doigt pour voir la lune mais quiconque ne verra que le doigt et le prendra pour la lune ne verra jamais la vraie lune. Mon enseignement peut être comparé à un radeau qu'on utilise pour traverser une rivière. Seul un idiot continuerait à s'accrocher au radeau une fois qu'il a atteint l'autre rive, celle de la libération.*
>
> [SUTTA PITAKA, MAJJHIMA NIKAYA, DIGHANAKA SUTTA]

Le bouddhisme n'a qu'un objectif *pratique* : éliminer la souffrance en atteignant la **bouddhéité**, laquelle consiste en un état de sérénité permanent.

La question qui se pose maintenant est donc : que faire *pratiquement* afin de devenir un bouddha ?

Il est clair que le Noble Sentier Octuple définit la *marche à suivre* afin d'atteindre la bouddhéité, mais où mène son application, en pratique ?

Plus précisément, que devons-nous atteindre ?

Ou, autrement dit, en quoi consistent nos *objectifs pratiques* ?

Il est nécessaire d'être clair sur ce point, parce qu'atteindre la cible n'est qu'une question de temps : l'important est de la distinguer clairement, de façon qu'il n'y ait pas d'hésitation sur la direction dans laquelle envoyer la flèche.

Analysons maintenant les objectifs pratiques du *Noble Sentier Octuple*.

Ce sera le thème du chapitre suivant.

Chapitre 12

Les objectifs pratiques du Noble Sentier Octuple

Il est important de comprendre les objectifs pratiques du *Noble Sentier Octuple* parce que ce sont ceux qui nous mènent à la bouddhéité et que nous devons donc atteindre.

Nous avons vu que le premier élément du Noble Sentier Octuple, la Connaissance Juste, consiste dans la *conscience du changement et de l'interdépendance de toutes choses* et que cette conscience est la définition même de *l'Éveil*, qui est la pierre angulaire du bouddhisme, la base sur laquelle il est construit.

De là, nous devrions atteindre le *non-attachement*, qui conduit à la libération de la souffrance.

Mais la conscience du changement et de l'interdépendance de toutes choses est un objectif purement cognitif, c'est-à-dire *intellectuel*. Le non-attachement, quant à lui, est un objectif *comportemental*.
C'est pourquoi il est distinct du premier, quelle que soit sa portée. De plus, le non-attachement découle non de l'interdépendance mais de la conscience du *changement*.
À strictement parler, donc :

Le premier objectif est la conscience du changement.

Le deuxième objectif est le non-attachement.

Nous avons aussi vu que le deuxième élément du Noble Sentier Octuple, la Pensée Juste, consiste dans *l'élimination des pensées négatives involontaires* et la *construction de pensées positives volontaires*, et le huitième élément du Noble Sentier Octuple, la Juste Concentration, consiste dans *l'observation détachée de l'esprit*.
Mais ces deux actions impliquent en fait *le contrôle de l'esprit*.

Le troisième objectif est le contrôle de l'esprit.

Nous avons vu que les troisième, quatrième et cinquième éléments du *Noble Sentier Octuple* – la Parole Juste, l'Action Juste et les Moyens d'Existence Justes – consistent en *règles morales* qui, si importantes soient-elles, ne constituent pas des capacités psychologiques spécifiques à acquérir : d'ailleurs, nous les avons définies comme *secondaires*.

Il est donc possible de laisser de côté ces éléments dans la mesure où ils ne forment pas des objectifs *psychologiques* à atteindre pour parvenir à la bouddhéité.

Nous avons vu que le sixième élément du Noble Sentier Octuple, l'Effort Juste, consiste dans la volonté de *mettre en œuvre la Concentration Juste.*

Il n'est donc pas en soi un objectif spécifique mais simplement la *volonté* d'atteindre le troisième objectif, c'est-à-dire le contrôle de l'esprit.

Nous pouvons donc l'écarter de nos objectifs, puisqu'il est implicite dans leur poursuite.

Enfin, nous avons vu que le septième élément du Noble Sentier Octuple, l'Attention Juste, consiste en *la présence au réel* ; en d'autres termes, à tourner notre attention vers la réalité et à interagir consciemment avec elle.

Le quatrième objectif est la présence au réel.

Mais il y a un autre objectif à atteindre si l'on veut vraiment connaître la bouddhéité : l'amour universel.

Le Bouddha lui-même mentionne l'amour universel en relation avec la Pensée Juste, en indiquant qu'il est la dimension mentale du bouddha.

> *Frères, la Pensée Juste consiste en une*
> *pensée imprégnée d'amour universel.*
> *En réalité, l'amour auquel aspirent toutes les*
> *créatures est l'amour universel.*
> *Dans l'amour universel sont présents*
> *la compassion et la dévotion.*
> *La compassion et la dévotion ont pour but*
> *le bonheur de chacun et n'exigent rien en*
> *retour.*
> *Sans elles, sans l'amour universel, la vie est*
> *sans joie.*
> *À travers la compassion et la dévotion à*
> *d'autres êtres, à travers l'amour universel,*
> *l'amour est empli de paix et de joie.*
>
> [Sutta Pitaka, Majjhima Nikaya, Piyajatika Sutta]

C'est seulement à travers l'amour universel que nous pouvons trouver la *sérénité*.

Le cinquième objectif est L'amour universel.

En résumé, *les objectifs pratiques du* Noble Sentier Octuple *sont* :

1. La conscience du changement.

2. Le non-attachement.
3. Le contrôle de l'esprit.
4. La présence au réel.
5. L'amour universel.

Comme chacun de nous a la capacité *potentielle* d'atteindre ces cinq objectifs, nous pouvons dire qu'il s'agit en fait de cinq *capacités* qu'il s'agit simplement pour nous de mettre en œuvre.

Comme l'a déclaré le Bouddha, ils sont déjà présents en nous.

Il ne nous reste qu'à les *développer*.

Chapitre 13

Une méthode scientifique

L'enseignement original du Bouddha peut-il être traduit en *une méthode scientifique*?

Pour qu'une méthode soit définie comme scientifique, trois conditions doivent être réunies:

1. Les *éléments du problème à résoudre* doivent être connus.

2. Une *procédure* doit être mise au point pour la *résolution* du problème.

3. L'application pratique de cette procédure devrait être à la portée de chacun.

Examinons tout d'abord de plus près les *éléments du problème* suivant: comment devenir un bouddha?

Ce sont les *facteurs psychologiques* qui permettent d'atteindre cet état et de le maintenir.

Ces facteurs psychologiques sont précisément les cinq *capacités* que nous avons identifiées dans l'enseignement original du Bouddha : *conscience du changement, non-attachement, contrôle de l'esprit, présence au réel* et *amour universel.*

Ils constituent un *protocole de travail.*

Afin que ce protocole devienne une *procédure scientifique pour résoudre le problème*, il est nécessaire de suivre *un critère d'application* pour sa mise en œuvre.

Autrement dit, les cinq capacités ne devraient pas être déconnectées et indépendantes l'une de l'autre, mais renfermer un critère qui permette de les enchaîner, de former une suite logique.

C'est seulement de cette façon, en fait, qu'elles pourront composer une *procédure scientifique*.

Mais comme il s'agit de facteurs psychologiques, il est évident que la cohérence de l'application doit obéir à une *cohérence psychologique.*

Il est nécessaire, autrement dit, que, au niveau de la réalisation psychologique, chacune d'elles soit rendue possible, voire causée par celle qui la précède.

Les cinq capacités du Bouddha doivent donc être évoquées de façon plus approfondie.

Commençons par la première : de quoi découle la *conscience du changement*?

Évidemment de l'observation de la réalité.

Mais l'observation de la réalité n'est possible que par la *présence au réel.*
C'est pourquoi la présence au réel précède la conscience du changement.
Mais la présence au réel consiste à tourner notre attention *vers ce qui est extérieur à l'esprit*, et pour y parvenir, nous devons d'abord libérer notre esprit des pensées compulsives, ce qui suppose que nous en ayons pris le *contrôle.*
C'est pourquoi le *contrôle de l'esprit* doit précéder la présence au réel.
Voici donc comment se présente notre première séquence :
1. Contrôle de l'esprit.
2. Présence au réel.
3. Conscience du changement.
Mais à quoi conduit la conscience du changement ?
De toute évidence au non-attachement.
Le *non-attachement* est donc la quatrième capacité.
Et, finalement, le non-attachement – précisément parce qu'il élimine l'intérêt personnel – donne spontanément accès à la cinquième capacité du Bouddha, la plus importante, l'*amour universel.*
Notre projet devient donc le développement successif des **cinq capacités du Bouddha :**
1. Contrôle de l'esprit.
2. Présence au réel.
3. Conscience du changement.
4. Non-attachement.

5. Amour universel.

Ce protocole, qui coïncide pour l'essentiel avec le Noble Sentier Octuple et donc avec l'enseignement originel du Bouddha, présente la seconde condition scientifique requise: *cohérence dans l'application* qui, dans notre cas, relève d'une cohérence psychologique dans la mesure où chaque capacité donne accès, au niveau psychologique, à la capacité suivante[28].

Maintenant que nous avons identifié la *procédure de résolution du problème*, nous devons encore vérifier son *application dans la pratique*.

Pour ce faire, il est nécessaire d'analyser en détail *comment* nous allons pouvoir développer ces cinq capacités.

Chacun des chapitres qui suit est donc consacré à l'une d'elles.

28. La cohérence psychologique des capacités correspondant au *Noble Sentier Octuple* est si évidente qu'il est impossible de ne pas suspecter que l'ordre ci-dessus pourrait bien avoir été l'ordre original du *Noble Sentier Octuple*, tel qu'il fut exposé par le Bouddha.

Chapitre 14

Le contrôle de l'esprit

La première capacité qui doit être maîtrisée, le *contrôle de l'esprit*, est très importante : en fait, c'est la base de tout le processus qui nous permettra d'atteindre l'état de bouddhéité.

Comme nous l'avons vu, le Bouddha lui-même a déclaré explicitement :

> *La Juste Concentration est le plus noble élément du Noble Sentier Octuple.*

Elle doit donc être approchée avec un soin et une *détermination* particuliers, à savoir un Juste Effort, selon l'expression de l'Éveillé.

Développer *le contrôle de l'esprit* requiert un *effort de volonté*. Les autres capacités s'enchaîneront plus aisé-

ment une fois que la première d'entre elles aura été développée, mais elle suppose un certain engagement.
Le Bouddha n'est pas le seul à avoir invoqué la capacité de contrôle de l'esprit.
Tous les initiés, qu'il s'agisse de Bouddha, Platon, Sénèque, saint Augustin, Pic de la Mirandole, Mahomet, Maître Eckhart ou encore Sai Baba[29], l'ont comprise comme une base du développement spirituel et ont plaidé sa cause.
Pour se rendre maître de l'esprit, affirme le Bouddha, il est nécessaire de l'*observer*.
Autrement dit, d'observer nos sensations, nos émotions, nos pensées.
Surtout nos *pensées*.
Parce que la pensée est la cause de l'émotion et donc de la souffrance.
C'est un fait : l'émotion a son origine dans la *pensée*.
Si je pense à la perte d'un être cher, cela déclenche en moi une émotion que j'appelle « souffrance ».
Si, d'autre part, je pense à un être cher qui est présent à mes côtés, cela déclenche en moi une émotion que j'appelle « plaisir ».
Autrement dit, c'est la pensée qui produit notre *souffrance mentale*.
Mais ce qu'il importe de comprendre surtout, c'est que la pensée qui produit la souffrance *n'est pas volontaire*.

29. Ce maître contemporain considéré en Inde comme un *Avatar*, une incarnation de la divinité *Ganesha*, a des adeptes dans le monde entier. « Il est nécessaire de contrôler et d'éliminer les conflits de désirs qui affligent l'esprit, lequel devrait être focalisé dans une unique direction. » [Sathya Sai Baba, *Prema Dhyana*.]

La pensée qui produit la souffrance n'est pas volontaire.

En fait, personne ne se fait souffrir délibérément lui-même, car une telle attitude contredirait l'instinct de survie génétiquement programmé qui est commun à tous les êtres humains. (Cette remarque vaut aussi pour les « masochistes » : la souffrance qu'ils s'infligent à eux-mêmes, en soulageant leur sentiment de culpabilité, leur procure une sorte d'euphorie de l'*ego* qui est en fait un plaisir.)

Combien de fois, alors que nous voulions dormir, en avons-nous été empêchés par des pensées déplaisantes voire douloureuses ?

Combien de fois avons-nous essayé de ne pas entretenir de pensées désagréables pour découvrir que nous ne pouvions nous en passer ?

Combien de fois avons-nous essayé de ne pas penser à ce que nous avions perdu, à nos échecs, nos déceptions, nos erreurs, mais sans succès ?

Combien de fois avons-nous essayé de ne pas penser à notre avenir, aux épreuves qui nous attendent, aux risques que nous courons, aux circonstances de notre mort, et avons-nous été incapables d'échapper à ces pensées ?

Nous sommes incapables d'éviter les pensées qui nous font souffrir. Contre notre volonté même !

Mais comment se fait-il que nous produisions cette souffrance mentale, même si elle est involontaire ?

Comment se fait-il que nous produisions des pensées involontaires ?

C'est tout bonnement que celles-ci sont *automatiquement* engendrées par notre *mémoire* (notre inconscient).

Une pensée involontaire n'est en fait qu'une manifestation de la *tension* découlant des traumatismes (actes de violence, anxiétés, peurs, pertes, échecs, incertitudes) enregistrés par notre *mémoire*. (La tension est d'ailleurs une *tension électrique* accumulée dans les circuits neuronaux de notre cerveau et qui produit les pensées par un processus naturel de décharge : si nous souffrons d'un traumatisme, l'altération mentale qu'elle produit reste longtemps dans notre esprit après ce traumatisme. En fait, nous ne pouvons cesser d'y penser.)

Les violences, les anxiétés, les peurs, les pertes, les revers et les incertitudes que nous avons connus restent gravés dans notre mémoire et réapparaissent sous forme de pensées qui rappellent et reproduisent ces émotions.

La chose essentielle à comprendre, que nous ne devons jamais oublier, c'est que la pensée qui cause notre souffrance est le *produit automatique de la tension enregistrée dans notre mémoire.*

La pensée qui cause notre souffrance est le produit automatique de la tension enregistrée dans notre esprit.

En état de *névrose*, les pensées qui nous font souffrir, ces pensées « tensionnelles », constituent la quasi-totalité de notre activité mentale.
Pour quelle raison? Parce que les pensées se reproduisent[30].

Les pensées se reproduisent.

Les pensées ressemblent à des graines qui produisent des plantes[31].
Les pensées négatives produisent des *plantes vénéneuses*.
Ces plantes vénéneuses représentent notre *souffrance*.
Nos pensées sont la cause de notre souffrance mentale, et c'est précisément cela que le Bouddha a découvert et défini.
Voilà pourquoi nous devons contrôler notre pensée.

Le contrôle de l'esprit consiste dans le contrôle de la pensée.

Le Bouddha parle du contrôle de l'esprit dans deux des huit éléments du *Noble Sentier Octuple* : la Pensée Juste et la Concentration Juste.

30. La sédimentation des pensées dans la mémoire s'accompagne de tout un *stock d'émotions* ; c'est pourquoi, quand une pensée engendre une émotion, les deux sont enregistrées ensemble, et c'est précisément cette émotion qui rappelle la pensée. Plus forte est l'émotion, plus souvent la pensée à laquelle elle se rattache est reproduite.

31. Dans la tradition yogi, la pensée est en fait définie comme une semence *(bija)* parce qu'elle produit d'autres pensées. [Patanjali, *Yoga-Sûtra*, I, 46 et I, 51.]

Comme nous l'avons vu, la Pensée Juste consiste dans l'élimination des *pensées négatives* et la construction de *pensées positives.* (Selon la tradition orientale, nous pouvons définir comme *négatives* toutes les pensées qui conduisent à la *séparation* – méfiance, soupçon, antipathie, ressentiment, haine, etc. – et comme positives toutes les pensées qui conduisent à l'*union* – confiance, acceptation, sympathie, bienveillance, amour, etc.)

De plus, nous avons aussi constaté que les pensées négatives sont *involontaires*.

Il est évident que les pensées positives que nous devons introduire dans notre esprit sont, quant à elles, *volontaires*.

L'opération que nous avons à accomplir, en fin de compte, consiste en une forme *d'hygiène mentale*.

Mais quelles *pensées négatives* sont remplacées?

Et par quelles pensées positives?

Selon la tradition, le Bouddha en a dressé une liste dans son exposé des *Quatre Contemplations* et des *Quatre Incommensurables*.

Nous pouvons récapituler la liste comme suit, si nous prenons en considération l'ensemble du complexe *pensées-émotions* :

PENSÉES NÉGATIVES INVOLONTAIRES	PENSÉES POSITIVES VOLONTAIRES
Agitation Antipathie Méchanceté Colère Haine Attachement Convoitise	Concentration sur la respiration Gentillesse Amour Compassion Réflexion sur l'impermanence Réflexion sur la fin de toutes choses

Il faut dire immédiatement qu'avoir recours aux *Quatre Contemplations* et aux *Quatre Incommensurables* proposés dans la Juste Pensée est une option de *dernier recours.*

On ne se livre à une telle pratique que dans le cas d'une *très grande souffrance.*

C'est-à-dire dans le cas où des pensées négatives envahissent *systématiquement* votre esprit.

La pratique *normale* du contrôle de l'esprit est celle qui est exposée dans la Juste Concentration. C'est-à-dire l'observation détachée des pensées.

> *Observez vos pensées avec détachement*
> *comme vous observeriez avec détachement*
> *des oiseaux traversant le ciel au loin,*
> *dans la paix du soir.*

[SUTTA PITAKA, MAJJHIMA NIKAYA, CULARAHULOVADA SUTTA]

L'observation détachée des pensées les neutralise : elle les libère de leurs charges émotionnelles et, ce faisant, brise l'engrenage de *l'autoalimentation* par la mémoire et donc sa force de reproduction.

Comment ceci se produit-il ? Par un acte de « désidentification ».

Il existe, en effet, une loi psychologique : **nous sommes dominés par tout ce avec quoi nous nous identifions, et nous dominons tout ce dont nous nous désidentifions**[32].

Quand nous sommes submergés par des pensées qui nous font souffrir, nous les considérons en général comme *notre propre création* : nous nous croyons nous-mêmes les *auteurs* de ces pensées, nous nous *identifions* avec elles et les estimons *vraies*.

Si, par exemple, la pensée d'une perte, laquelle entraîne une émotion de peur, habite notre esprit, nous nous identifions en général avec l'auteur de cette pensée et avec la personne qui est submergée par la peur.

Cette émotion devient alors très forte (comme si l'*ego*, s'identifiant avec cette pensée et avec l'émotion qui l'accompagnait, leur fournissait son énergie, laquelle est la source de *notre énergie mentale* qui n'est autre que notre énergie vitale elle-même).

Ceci a, de plus, pour effet que cette pensée et cette peur s'impriment profondément dans notre *mémoire* et se reproduisent avec insistance et pendant longtemps.

32. R. Assagioli, *Psychosynthèse, principes et techniques*, EPI, 1976.

Mais c'est un processus *névrotique*, parce que nous ne sommes pas les auteurs volontaires de cette pensée: elle est produite automatiquement par la mémoire sous la pression de la peur enregistrée *dans le passé*.

Résultat de l'identification de notre *ego* avec cette pensée et cette peur, du fait de la loi psychologique mentionnée plus haut, *nous sommes dominés par elles*. Comme si l'*ego* disposait de sa propre force de gravité qui le projetait dans l'esprit, autrement dit dans nos pensées, nos sensations et nos émotions, de sorte qu'il s'oublie lui-même et se perd en elles.

Le diagramme ci-dessous vous aidera à comprendre ce processus de *l'état de tension* ou d'*identification avec la pensée qui induit cette tension*.

Dans le domaine du *conscient*, notre *ego* s'identifie avec l'auteur de la pensée qui provoque la tension, bien qu'elle soit en fait un produit de *l'inconscient*.

État de tension ou identification avec la pensée provoquant la tension

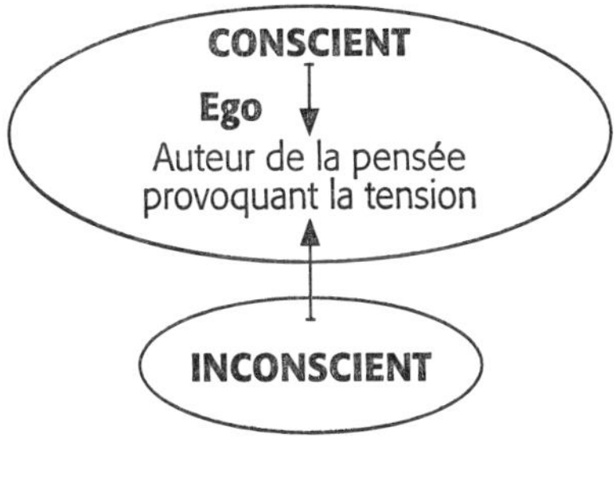

Si, d'autre part, nous détournons notre *attention* des objets extérieurs pour la tourner vers nos *pensées*, nous modifions notre dynamique mentale.

Si nous observons une pensée ou une peur spécifique dans notre esprit, nous devenons un *observateur extérieur* qui prend simplement note de la présence de cette pensée et de cette peur.

Alors, cette pensée et cette peur cessent de concerner notre *ego* parce qu'il s'est distancié de l'objet de cette pensée et de cette peur pour se muer en *observateur extérieur*.

Un tel mouvement va apaiser la peur et l'empêcher de s'imprimer dans notre mémoire, au lieu de renforcer cette pensée et de favoriser sa reproduction dans l'avenir.

De cette manière, la pensée source de tension, avec sa charge de souffrance, est *neutralisée*.

En termes scientifiques, notre *centre d'identification*, l'*ego* avec lequel nous nous identifions, s'écarte de la pensée et devient son *observateur*.

Cette fonction de notre cerveau porte un nom : c'est la *conscience*[33].

L'observateur n'est pas la pensée.

---

33. La conscience a été un sujet d'intérêt majeur pour la *religion chrétienne* pendant des siècles : selon la théologie catholique, c'est précisément l'apparition de la conscience qui donne naissance à la *volonté libre*, principe fondamental de notre *humanité* et révélateur de notre *origine divine*. À l'époque moderne, la psychologie s'est aussi intéressée à la conscience (voir R.M. Bucke, P.D. Ouspensky, W. Hall, A.H. Maslow et en particulier R. Assagioli). Les neurosciences contemporaines ont exploré la conscience comme fonction cérébrale. On ne peut s'empêcher d'être émerveillé, quand on considère que la conscience est pratiquement un cerveau qui se regarde lui-même fonctionner.

Par conséquent, lui ou elle n'est pas entraîné dans la tension présente dans la pensée.
Et comme l'*ego* est la force agissante derrière l'énergie « tensionnelle » qui constitue l'émotion, celle-ci décroît. (Comme si la conscience, qui est la fonction avec laquelle l'*ego* peut être le plus pleinement identifié, était le siège naturel de *l'énergie mentale* : quand la conscience est pour ainsi dire immergée dans le mental, provoquant notre identification avec nos pensées et nos émotions, celles-ci se manifestent alors dans toute leur force et nous submergent : nous en devenons les esclaves. C'est la conscience qui donne aux pensées et aux émotions toute leur énergie.)
Ce processus peut être illustré par le diagramme suivant.

État de conscience ou d'observation de soi

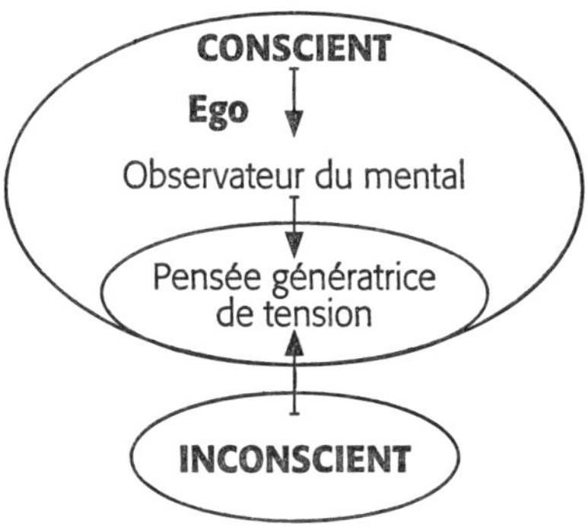

Dans l'état de conscience, l'*ego* devient l'observateur de la *pensée génératrice de tension* présente dans le conscient mais produite par l'inconscient.

L'action d'observer sa propre pensée – la conscience – constitue une véritable fonction cérébrale spécifique, propre à l'être humain, bien qu'elle ne soit activée spontanément que dans des cas exceptionnels. (En particulier, lors d'un *accident grave* – il est courant, dans une telle situation, de voir défiler sa vie comme un film –, la personne découvre qu'elle s'observe de l'extérieur pour ainsi dire, et se regarde agir comme si elle était quelqu'un d'autre[34].)

C'est précisément grâce à cette fonction cérébrale – la conscience – que nous pouvons observer notre pensée.

Notre *ego* opère un déplacement : il n'est plus l'auteur des pensées qui nous traversent, il en devient *l'observateur impersonnel.*

Nous pouvons l'appeler le *Noble Observateur Détaché.*

Pour mettre en œuvre l'auto-observation de la pensée, il est nécessaire de devenir ce Noble Observateur Détaché.

C'est en fait l'observation détachée de la pensée qui définit le *contrôle de l'esprit* dont nous avons vu qu'il était essentiel, non seulement pour accomplir la présence au réel, mais aussi pour atteindre la bouddhéité elle-même.

Un bouddha est d'ailleurs toujours conscient de l'automatisme de ses pensées et il en est toujours détaché ; il ne se laisse pas tyranniser par elles.

34. « Dans des situations de danger (par exemple de guerre ou à certains moments quand on escalade une montagne) peut survenir un renforcement de la conscience, un état de "superconscience" dans lequel on exécute des actions normalement impossibles ou des actes héroïques. » [R. Assagioli, *op. cit.*]

Un bouddha observe toujours ses propres pensées avec détachement et il est toujours conscient de leur caractère automatique.

Ce que vous devez penser afin de développer cette capacité, c'est que votre esprit est simplement *un organe de votre corps*, et qu'il produit des pensées comme votre vésicule biliaire produit de la bile, vos glandes surrénales de l'adrénaline. (Les yogis peuvent d'ailleurs contrôler leur vésicule biliaire et leurs glandes surrénales. Avec un peu d'entraînement, vous y arriverez aussi, je vous expliquerai peut-être un jour comment... un peu de patience !)

L'esprit peut donc être façonné.

Ce n'est qu'une question de *pratique*. Et, par conséquent, de temps.
Si vous ne l'avez jamais fait, il peut vous sembler difficile d'observer vos pensées.
Mais il y a des astuces.
La première d'entre elles est celle-ci : *efforcez-vous d'arrêter de penser.*
Bien sûr, vous n'y parviendrez pas. Mais vous aurez déjà atteint un grand résultat. *Vous aurez regardé à l'intérieur de votre esprit.* Après tout, comment découvririez-vous si oui ou non votre esprit exécute votre ordre d'arrêter de penser, si vous ne regardez pas à l'intérieur ?

C'est la première étape.
La seconde consiste à observer votre esprit et donc vos pensées en *utilisant vos sens.*
Regardez à l'intérieur de votre esprit en utilisant *votre vue.*
Discernez-vous des images ?
Ce ne sont pas des pensées à proprement parler, mais elles n'en représentent pas moins une activité mentale.
Si vous les voyez, vous êtes en train de regarder à l'intérieur de votre esprit.
Maintenant, utilisez *votre ouïe.*
Vous allez entendre une voix parler.
C'est votre *pensée.*
Vous venez de la saisir !
Parce que, comme je vous l'ai déjà dit, les pensées se manifestent sous forme de *mots.*
Cette procédure finale est la plus efficace, c'est celle que vous serez capable de pratiquer au long cours.
Mais ne devenez pourtant pas obsédé par l'observation de vos pensées, si vous avez des difficultés à l'appliquer : l'important est de prendre conscience que *vos pensées sont le produit de votre inconscient.*
Tel est le résultat de l'observation des pensées et, pour l'essentiel, le contrôle de la pensée consiste dans la capacité de les observer.
C'est particulièrement vrai des *pensées négatives.*

Quand une pensée négative survient, vous devez être conscient qu'elle est produite par votre inconscient.

La conscience de l'automatisme des pensées doit être appliquée *systématiquement*.

Dans quelques jours, si vous persistez dans vos efforts, vos pensées négatives perdront de leur force, et vous découvrirez que votre esprit est devenu plus clair. Il sera toujours traversé par des pensées automatiques, parce qu'elles ne cesseront jamais tant que vous vivrez, mais elles auront perdu de leur virulence et de leur capacité à vous démoraliser et à vous déprimer ; autrement dit, à vous faire souffrir.

La conscience de l'automatisme des pensées est la *méthode fondamentale à mettre en œuvre pour réaliser le contrôle de l'esprit.*

Selon la tradition, cependant, le Bouddha aurait dit :

> *Frères, avant d'apprendre à observer les pensées avec détachement, vous devez apprendre à observer et à apaiser votre respiration, votre corps et vos émotions. Quand vous avez apaisé votre respiration, votre corps et vos émotions, pratiquez l'observation détachée de la pensée avec constance.*

La conscience détachée des pensées, jointe à l'observation consciente de la respiration, renforce la concentration.

[SUTTA PITAKA, MAJJHIMA NIKAYA, CULARAHULOVADA SUTTA]

Mais pourquoi cela?
Parce que l'esprit n'est pas une structure, ou une fonction, séparée du corps, ce qui signifie que vous ne pourrez calmer votre esprit sans apaiser aussi votre corps.
L'esprit et le corps sont en réalité la même structure que nous pourrions appeler *psychosoma*[35].
Comme nous l'enseigne la technique traditionnelle de méditation *Vipassana*, les fonctions qui constituent la personnalité humaine peuvent se répartir didactiquement en trois processus: la *respiration*, le *corps* et l'*esprit*.
Ces trois processus sont intégrés et interagissent les uns avec les autres, raison pour laquelle toute tension présente en l'un d'eux se répercute sur les deux autres. Bref, chacun est à la fois cause et effet des autres.
Le diagramme ci-dessous vous aidera à comprendre cette interaction.

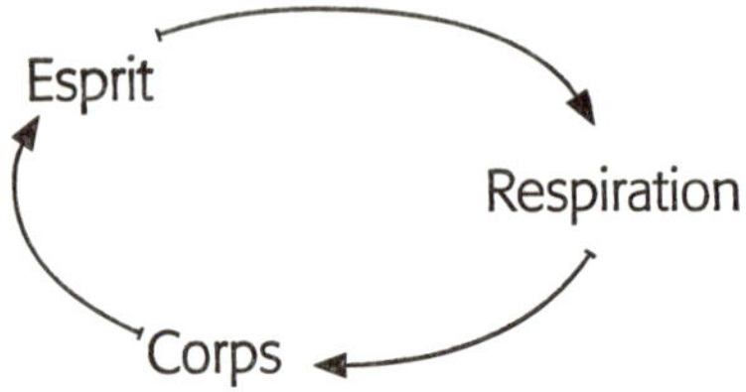

35. K. Dychtwald, *Bodymind*, Tarcher Putman, 1986.

Comme on peut le voir sur ce diagramme, chaque processus entretient une relation avec les autres qui est une relation de *conditionneur* à *conditionné*.
Vipassana s'applique particulièrement à la respiration. Son nom complet est *Anapanavipassana*, ce qui signifie « pleine conscience de la respiration[36] ».
Parce que la respiration est le processus le plus simple des trois, il peut donc facilement être gardé sous contrôle.
La pratique de la concentration sur la respiration est très puissante.
C'est grâce à elle, selon la tradition, que le Bouddha a atteint *l'Éveil*.
Il est aisé en se concentrant sur la respiration de parvenir à la *vacuité mentale*.

> *Quand vous aurez appris à pratiquer la*
> *conscience de la respiration et de la pensée,*
> *vous atteindrez aisément la vacuité mentale.*
> *La vacuité mentale est la condition naturelle*
> *de l'esprit, exactement comme le repos est*
> *la condition naturelle du corps.*
>
> [SUTTA PITAKA, MAJJHIMA NIKAYA, CULARAHULOVADA SUTTA]

36. Pour approfondir la théorie de l'*Anapanavipassana* : Ajahn Buddhadâsa Bhikkhu, *Mindfulness with Breathing, a Manual for Serious Beginners*, 1988. Je ne vous conseille pourtant pas de l'appliquer dans sa version traditionnelle, qui est trop longue et trop compliquée.

La vacuité mentale est très utile parce qu'elle nous permet d'éliminer la tension – c'est-à-dire la *souffrance* – normalement présente dans notre esprit.
Un bouddha est quelqu'un qui vit, pour l'essentiel, dans la vacuité mentale.

Un bouddha vit pour l'essentiel dans la vacuité mentale.

Il faut cependant ajouter deux choses à ce sujet.
La première est que la vacuité mentale ne devrait pas être poursuivie *obsessionnellement.*
En fait, au lieu d'éliminer la *tension*, une telle obsession l'aggraverait.
La seconde est que la vacuité mentale ne peut être maintenue *en permanence.*
Attention à ne pas vous forger une fausse idée – à savoir qu'afin de devenir un bouddha, il faudrait vous arrêter complètement de penser, ce qui est non seulement impossible mais pourrait même s'avérer dangereux.
Simplement, la pensée ne devrait pas être utilisée à tort et à travers mais seulement dans des situations où elle est vraiment nécessaire, où elle est utile à votre *bien-être,* voire à votre *survie* même.
D'une part, il est pratiquement impossible de cesser complètement de penser, parce que les pensées involontaires se forment automatiquement. D'autre part, nous avons besoin de réfléchir pour résoudre des *problèmes pratiques.*

Il s'agit en fait de la fonction biologique de la pensée : résoudre des problèmes pratiques en imaginant les différentes solutions possibles.

L'état de bouddha consiste, plus précisément, en un état mental dans lequel la pensée, utilisée *volontairement*, est limitée à la solution de problèmes pratiques. Quand elle dépasse cet objectif naturel et est produite automatiquement sous une pression névrotique, elle est freinée et atténuée parce que la conscience (l'*ego*) reste extérieure à elle sous la forme du Noble Observateur Détaché.

La pratique de la concentration sur la respiration ne requiert pas de conditions temporelles ou spatiales spécifiques.

Nul besoin donc de vous enfermer dans une pièce silencieuse et vide, ou de faire une retraite dans un ermitage.

Elle peut être pratiquée à tout moment et dans toute situation, même aux heures de pointe dans le métro ! **Il vous suffit simplement de respirer huit fois profondément et d'apaiser votre respiration.**

Il est nécessaire, en revanche, d'apprendre à utiliser vos poumons tout entiers et pas seulement partiellement.

Si vous préférez, et si c'est possible, tout ce qui est nécessaire, c'est de parvenir à calmer votre respiration aussi longtemps que vous l'avez décidé.

Il n'est d'ailleurs pas important de la calmer longtemps mais de la calmer souvent.

Par conséquent, au lieu de longues séances de respiration calme, des séances plus courtes et plus fréquentes sont préférables. Aussi fréquentes que vous l'aurez décidé et que cela vous semblera utile.
En conclusion, voici les exercices que vous devez pratiquer pour atteindre le *contrôle de l'esprit.*

EXERCICE I
1. Je calme ma respiration. **2. J'utilise ma respiration pour détendre mon corps.** **3. Je maintiens ce calme de la respiration et j'observe avec détachement les pensées et émotions qui me viennent à l'esprit.** **4. Je suis conscient que mes pensées sont produites par mon inconscient.**

Cet exercice simple vous mènera à la *vacuité mentale.*

EXERCICE IA (en cas de pensées négatives surabondantes)
1. Je prends conscience que mon esprit est submergé de pensées-émotions négatives. **2. Je développe dans mon esprit le couple pensée-émotion positive opposé.**

Pratiquez l'**exercice I** pendant *une semaine.*
Si nécessaire, pratiquez aussi l'**exercice IA.**
Vous n'avez pas besoin de conditions ni d'un environnement spécifiques.

L'exercice peut être pratiqué n'importe où.
Combien de fois et pendant combien de temps ?
Cela dépend de vous.
Plus vous le ferez, plus vite vous deviendrez un bouddha, et plus votre bouddhéité deviendra *permanente*.
Pour cette première semaine, votre principal objectif sera : **contrôler votre esprit**.
Si vous le souhaitez, pendant cette semaine, vous pourrez vous aider d'un *mantra*, que vous devrez réciter *mentalement*, comme et quand vous le jugerez bon.
Un *mantra* est un mot ou une phrase répétés continuellement. Une prière par exemple est un mantra. L'usage du mantra est important. Il a une influence sur *l'inconscient*. Il enregistre une *suggestion* dans l'inconscient qui produit automatiquement des pensées, des émotions et des schèmes comportementaux. Autrement dit, il vous *transforme*. De plus, il a deux autres conséquences. Il empêche la production automatique de pensées négatives. Il vous procure un contrôle total de votre esprit (et de votre corps, si vous le récitez en le synchronisant à votre respiration). Deux règles : récitez-le toujours *mentalement* et n'en parlez à personne. La première règle empêchera qu'on vous enferme dans un hôpital psychiatrique contre votre volonté. La seconde vous aidera à ne pas disperser l'énergie de votre transformation.

Essayez la formule suivante :

Je contrôle	inspiration
mon esprit.	expiration
Je suis	inspiration
un bouddha.	expiration

Chapitre 15

La présence au réel

Il vous sera impossible de développer cette capacité, la deuxième dans notre projet de devenir un bouddha, si votre esprit est submergé par les pensées.

Nous vérifions donc que la capacité précédente, le contrôle de l'esprit, qui mène à *l'atténuation du flot des pensées*, est nécessaire au développement de cette deuxième capacité[37]. Non seulement il le rend possible, mais il le facilite.

Une fois le flot de pensées ralenti, ou l'esprit effectivement vidé, vous serez capable de tourner spontanément votre attention vers la réalité.

37. Le zen vise aussi à atténuer le flot des pensées afin de concentrer l'attention exclusivement sur la réalité : en fait, l'unique but des *kôans* est de convaincre l'adepte de l'ineptie de la pensée, de la « court-circuiter », et de le persuader de tourner son attention vers la réalité.

Mais qu'est-ce que la réalité ? La réalité, c'est ce qui nous entoure, notre environnement.

La réalité, c'est notre environnement.

En fait, pour nous tous, notre environnement, ce qui nous entoure, est *notre réalité*.
La trivialité de ce constat n'est qu'apparente.
Laissez-moi vous le montrer. Nous sommes à New York, à Times Square, assis à la terrasse d'une brasserie.
Je vous pose la question : « Pensez-vous que la place Pigalle, à Paris, soit réelle ? » Vous allez sans doute me répondre : « Oui. »
Pourtant, c'est faux.
Si vous êtes à New York, à Times Square, le cadre dans lequel vous vous trouvez, c'est Times Square, et pas la place Pigalle.
Donc, *votre réalité*, c'est Times Square à New York.
Paris et la place Pigalle ne sont pas votre cadre immédiat.
Ils ne sont pas votre réalité.
Ils n'existent que dans votre esprit, votre mémoire, pas dans votre *réalité présente*.
Herald Square, à New York, n'est pas réel non plus si vous êtes à Times Square.
Parce que Herald Square n'est pas la réalité qui vous entoure. Herald Square n'est pas réel *pour vous*.
Me fais-je clairement comprendre ?

Votre réalité est votre environnement immédiat, celui que vous percevez par vos sens.
Autrement dit, votre réalité est Times Square à New York. Rien d'autre.
Paris et la place Pigalle peuvent être la réalité des personnes qui se trouvent à Paris, sur la place Pigalle, mais ils ne sont pas *votre* réalité.
Votre réalité, c'est seulement Times Square à New York parce que c'est là que vous êtes. C'est donc votre seule et unique réalité.
Si vous vous comportez à Times Square comme si vous vous trouviez place Pigalle, vous n'êtes pas en phase avec la réalité[38].
Vous n'êtes pas présent au réel.
Je sais, je sais, vous allez me dire : « Mais la guerre, elle est bien réelle, non ? »
Bien sûr que la guerre est réelle, mais elle est réelle pour ceux qui la font, pas pour nous qui sommes assis ici, en train de lire calmement ce livre.
Si vous téléphonez à des soldats en train de se battre, ils vous le confirmeront aussitôt !
Pour nous, qui sommes calmement assis en train de lire ce livre, la guerre est seulement dans notre esprit, pas dans notre réalité.

38. Vous finiriez sans doute la nuit au commissariat : les Américains, comme nous le savons, sont des puritains. Le quartier de Pigalle regorge de sex-clubs et si vous vous conduisiez sur Times Square comme vous pourriez le faire à Pigalle (par exemple, en touchant les postérieurs des strip teaseuses), vous vous feriez arrêter. Les Américains sont très susceptibles dès qu'il s'agit des postérieurs des Américaines.

Il y a donc deux mondes :
1. Le monde de l'esprit
2. Le monde de la réalité.

Pour le dire très simplement : **le monde de la réalité est réel, le monde de l'esprit n'est pas réel.**
Parmi les objets qui se présentent d'eux-mêmes à notre conscience, certains appartiennent à la réalité qui nous entoure, tandis que d'autres appartiennent à notre esprit, c'est-à-dire *à notre mémoire*.
Nous avons tendance à croire que ces deux sortes d'objets sont réelles, mais ce n'est pas le cas.
Seuls les objets qui appartiennent à notre environnement immédiat sont réels, non ceux qui appartiennent à notre mémoire.
Vous pouvez penser que ce point est contestable, si vous êtes encore fortement ancré dans le monde de votre esprit, mais je vais vous en donner une preuve irréfutable.
Si l'un de vos parents est mort, il est certainement encore présent à votre mémoire, mais il est évident qu'il n'est pas présent dans votre environnement immédiat (ni même plus lointain), ce qui signifie qu'il n'est pas réel.
Malheureusement.
On pourrait citer d'autres exemples, tirés de notre expérience quotidienne, moins dramatiques mais aussi irréfutables.

Un seul exemple suffira.
Un jour, le grand acteur napolitain Toto arrive en retard à un rendez-vous.
Son ami lui demande :
– Que t'est-il arrivé ?
– Je suis en retard parce que quelqu'un m'a arrêté et m'a lancé : « Vincenzo, espèce de salaud ! »
– Et qu'as-tu répondu ?
– Rien, je n'ai rien dit.
– Que s'est-il passé alors ?
– Alors, il a continué : « Vincenzo, fils de garce ! »
– Et qu'as-tu fait ?
– Rien, je n'ai rien fait.
– Et il a continué ?
– Oh, oui. Il est même allé plus loin. « Vincenzo », a-t-il crié, « je vais te tuer ! »
– Et qu'as-tu fait ?
– Je suis parti.
– Quoi ? Tu n'as pas réagi ?
– Non.
– Mais pourquoi ?
– Qu'est-ce que j'en avais à faire de ce type, je ne suis pas Vincenzo !
À Naples où il y a tant de bouddhas, la distinction entre les mots, la pensée et la réalité est très claire. (Être un bouddha à Naples n'est pas facultatif, comme ça l'est ailleurs : c'est *obligatoire*, si vous voulez survivre.)
Plus vous montez vers le Nord, plus cette distinction s'amenuise.

D'ailleurs, en Suède, si vous traitez quelqu'un d'idiot, il risque fort de se jeter dans la Baltique !
L'attribution de la réalité aux objets de notre esprit est la *cause technique* de notre souffrance mentale.
Nous souffrons à cause des élucubrations de notre esprit.

> *Les élucubrations de votre pensée ne sont pas réelles.*
> *Elles sont engendrées par votre attachement et donc par votre désir, votre haine, votre colère, votre peur.*
> *Frères, c'est vous-mêmes qui engendrez les élucubrations de votre pensée.*
>
> [SUTTA PITAKA, MAJJHIMA NIKAYA, SATIPATTHANA SUTTA]

Nous souffrons parce que nous prenons les élucubrations de notre mental pour *la réalité*.
Il est par conséquent fondamental que vous appreniez à distinguer la réalité des élucubrations de votre esprit.
Un bouddha est toujours conscient de cette distinction.

L'état de bouddhéité implique une conscience de la distinction entre monde de l'esprit et monde de la réalité.

Cette *conscience* doit devenir *permanente.*

C'est elle qui nous conduit à abandonner le monde de l'esprit et à entrer dans celui de la réalité.

> *Frères, refusez votre adhésion aux élucubrations de votre imagination, et elles se dissiperont.*
>
> [Sutta Pitaka, Majjhima Nikaya, Satipatthana Sutta]

Je sais que vous pourriez m'objecter ce qu'avancent, à juste titre, tous ceux qui sont amoureux de leur univers mental : ils exaltent la beauté et la force de ses créations.
Atteindre la deuxième capacité de la bouddhéité, la présence au réel, n'implique pas de nier cette beauté ni cette force, mais vous ouvre une voie hors de la *souffrance* engendrée par votre esprit.
Tel est l'objectif essentiel du bouddhisme : la libération de la souffrance.
Tout ce qu'il postule se résume à ceci : vous ne pourrez vaincre les élucubrations de votre mental si vous en restez prisonnier. Il vous faut sortir de votre esprit et entrer dans la réalité.
C'est pourquoi apaiser le flot des pensées nous permet, de façon très naturelle et sans le moindre effort – autrement dit, spontanément –, de mettre en œuvre la deuxième capacité de la bouddhéité : la présence au réel.
En réalité, il n'y a jamais souffrance.

Je sais que cette autre vérité est difficile à admettre pour vous.

Prenons un autre exemple, extrême.

Vous venez de perdre un être aimé.

Vous croyez que la réalité est la cause de votre souffrance, parce que l'être que vous avez perdu n'est plus dans la réalité.

Mais toute la question est précisément là.

En réalité, cette personne n'est plus là, mais c'est tout.

Dans la réalité, il n'y a pas de souffrance.

Le soleil continue de se lever, les nuages de courir à travers le ciel et les oiseaux de chanter.

La souffrance n'est qu'en vous.

Vous pensez que la réalité est cause de votre souffrance et donc vous attribuez votre souffrance à la réalité elle-même.

Mais la souffrance n'est pas un objet qui puisse être trouvé dans la réalité.

C'est un *état mental*.

En d'autres termes, elle se trouve dans votre *esprit*.

Un célèbre *kôan* zen dit : **« Montre-moi la main dans laquelle tu tiens ta souffrance. »**

Or, personne ne peut le faire, parce que la souffrance appartient au *monde de l'esprit* et non au *monde de la réalité*.

En fait, la même réalité entraîne une souffrance pour certains mais pas pour les autres.

Après un mois de méditation, le disciple qui avait reçu l'enseignement du *kôan* ci-dessus retourna voir le maître et dit :

— La main droite.
Il se vit appliquer un coup de bâton sur le dos (les maîtres zen sont impitoyables).
Un mois plus tard, le disciple revint l'air triomphant, et dit au maître :
— La main gauche !
Mais il se vit alors gratifier d'un nouveau coup de bâton. Outré, il s'exclama :
— Maudit sois-tu, vieillard sénile, toi et tes questions stupides !
Le maître l'embrassa joyeusement et répondit :
— Tu as enfin compris que ce sont des questions stupides !

L'expérience zen consiste à être présent au réel.
C'est pourquoi l'expérience zen ne peut être décrite en mots mais seulement *expérimentée*, comme tous ceux qui écrivent des ouvrages sur ce sujet le rappellent clairement. En ce cas, pourriez-vous vous étonner, pourquoi écrivent-ils des livres sur ce sujet[39] ? Précisément parce que *l'expérience zen* est celle de la présence au réel.
Pour donner une idée de cette expérience, revenons à la tradition zen.
Elle nous rapporte l'expérience suivante :

> *Alors que Yao-shan Wei était assis jambes croisées en silence, un moine s'approcha et lui demanda :*
> *— À quoi penses-tu, ainsi immobile ?*

39. Vous êtes-vous déjà demandé comment les gens qui pratiquent le zen gagnent leur vie (puisque le zen consiste à ne strictement rien faire) ? En écrivant des livres ! Je suis un maître zen !

– Je pense à ce qui est au-delà de la pensée.
– Comment t'y prends-tu pour penser à ce qui est au-delà de la pensée ?
– En ne pensant pas.

[SOUTRA DE L'ESTRADE DU SIXIÈME PATRIARCHE, HOUEI-NENG]

Mais vous n'avez nul besoin de vous rendre en Chine ou au Japon pour rencontrer des pratiquants du zen[40].
Il vous suffit de vous rendre en Sardaigne.
Un jour, à Orgosolo, je rencontre un berger à qui je demande :
– Que faites-vous, toute la journée ?
– Je surveille les moutons.
– Et à quoi pensez-vous ?
– À quoi devrais-je penser ? Je fais gaffe que personne ne me vole mes bêtes !

La présence au réel n'a pas besoin d'autres explications, parce qu'il n'est pas question de savoir intellectuel mais d'*expérience*.
Pour comprendre vraiment ce que cela signifie, faites une chose.
Posez ce livre et allez dans la salle de bains.
Entrez dans la douche et tournez le robinet.
Dites-vous alors : « Je prends une douche, c'est un acte tout à fait normal. »

40. Le zen n'est pas né au Japon, mais en Chine au VIe siècle apr. J.-C. où il a pris le nom de *chan* (déformation du sanskrit *dhyâna*, ou « contemplation », une phase du yoga). Il fut ensuite exporté au Japon au XIIIe siècle, où il prit le nom de zen.

Quand vous aurez conscience que prendre une douche tout habillé n'est absolument pas normal, vous serez entré en contact avec la réalité et vous aurez saisi la différence entre réalité et pensée.
Voici l'exercice à pratiquer pour devenir *présent au réel.*

EXERCICE 2
1. Je calme ma respiration, je détends mon corps, j'observe mes pensées avec détachement. **2. J'interromps le cours de mes pensées et j'observe mon environnement.** **3. J'accomplis des actes tout à fait ordinaires (interaction avec la réalité) : par exemple, essuyer la poussière sur le piano et placer une soucoupe sous la tasse de café. Si vous n'avez ni piano ni soucoupes, vous êtes dans le pétrin !** **4. Je demeure dans la réalité.**

Autrement dit, continuez à faire la poussière. Quand vous avez fini, nettoyez les vitres. Puis aspirez les tapis. Et, enfin, retournez les matelas et faites les lits. Si vous réalisez cet exercice chaque matin, vous pourrez vous passer de femme/homme de ménage.
Répétez cet exercice pendant *une semaine* (après quoi, vous pourrez rappeler la femme/l'homme de ménage). Vous n'avez nul besoin de conditions ni de cadre particuliers.
Cet exercice peut être pratiqué partout (même dans la maison de quelqu'un d'autre, auquel cas vous pourriez

même être rémunéré !), aussi souvent et aussi longtemps que vous le souhaitez.
Mais plus vous le ferez, mieux cela vaudra (et plus cela vous rapportera).
Dans cette deuxième semaine, votre objectif sera de **vivre dans la réalité**.

Si vous le désirez, vous pourrez vous aider d'un mantra, à réciter mentalement, au moment que vous jugerez opportun :

Je vis	inspiration
dans la réalité.	expiration
Je suis	inspiration
un bouddha.	expiration

Chapitre 16

La conscience du changement ou l'Éveil

Ayant acquis la deuxième capacité, la présence au réel, il devient possible de développer la troisième capacité de la bouddhéité : la *conscience du changement*.

Parce que c'est la présence au réel qui nous permet d'observer la réalité objectivement et de découvrir qu'il n'y a pas d'objets, d'événements ou de gens dans cette réalité qui restent toujours identiques à eux-mêmes.

Même à l'intérieur de nous, dans notre esprit, nos états mentaux ne sont pas constants. En fait, **tout est en permanente transformation**.

C'est la *grande découverte* que nous faisons quand nous observons la réalité telle qu'elle est.

Cette grande découverte constitue aussi le fameux **Éveil**. Une autre l'accompagne : tout dans l'univers est *interdépendant*.
Imaginez une grande table de billard sur laquelle un nombre infini de boules sont emportées dans un mouvement perpétuel et rebondissent les unes sur les autres. Les mouvements de chacune d'elles sont déterminés par les trajectoires de *toutes les autres*.
L'univers fonctionne exactement comme ça.
C'est cette interdépendance qui engendre un changement perpétuel : aucune boule ne peut s'arrêter parce que les mouvements de toutes les autres la forcent à rester sans cesse en mouvement.
De la même façon, il n'y a pas de gens, de choses ou de situations qui restent toujours les mêmes.
Les *sciences physiques* nous disent la même chose.
Cette acquisition cognitive est indubitablement un *acte intellectuel*. Et il est relativement simple à comprendre pour tout un chacun.
Mais alors... ?
Serions-nous tous éveillés ?
L'Éveil est-il si simple et si facile à atteindre ?
Se réduit-il à cela ?
Bien sûr que non.
Un être éveillé n'est pas seulement quelqu'un qui a découvert que tout dans la réalité est soumis à un perpétuel changement, mais quelqu'un qui, une fois cette conscience atteinte, *ne la perd plus jamais*.

L'Éveil consiste dans la conscience permanente que la réalité est en perpétuel changement.

En fait, pour que l'Éveil devienne permanent, cette découverte doit être profondément intériorisée par l'esprit, c'est-à-dire à un *niveau mental inconscient,* ce qui ne peut arriver simplement sous l'effet de la pensée.
Il doit être assimilé à travers un acte qui comprend également un *état émotionnel,* car l'esprit inconscient (à savoir la *mémoire*) ne favorise la reproduction – autrement dit, ne conditionne la perception consciente – des expériences que si elles sont accompagnées d'un état émotionnel.
C'est la raison pour laquelle le Bouddha affirme qu'il est nécessaire d'avoir une *expérience personnelle* de cette acquisition ou conscience.
Nous devons observer la réalité et faire l'expérience personnelle du fait qu'elle est soumise à un processus de constante transformation et par conséquent dénuée de toute permanence.
La *perte,* par exemple, devient une occasion de faire cette expérience.
C'est une façon d'utiliser la souffrance comme moyen d'encourager le développement de la conscience, comme le Bouddha l'a lui-même indiqué.
Cette expérience devient alors une découverte chargée d'*émotion,* parce qu'elle anéantit notre croyance que la réalité est faite de choses, de personnes et d'objets fixes

et toujours identiques à eux-mêmes, comme s'ils étaient atemporels, immortels, *immuables.*

Ce n'est qu'ainsi qu'une telle expérience pourra devenir pour nous, comme elle le fut pour le Bouddha, un *éveil.*

Afin qu'un tel événement se produise, il est nécessaire de se rappeler *aussi souvent que possible,* en observant la réalité à l'intérieur de nous (intrapsychique) et en dehors de nous (extrapsychique), *la conscience de son continuel changement.*

La perte devient donc un sujet sur lequel nous devons souvent méditer[41].

Mais pourquoi se forme-t-il dans notre esprit une représentation de la réalité qui nous persuade qu'il existe des choses fixées, définies, toujours identiques à elles-mêmes dans le temps ?

La réalité (et la vie) ressemble à un film dont l'action résulte d'images projetées l'une après l'autre, et non d'images singulières.

La vie est un film, non une photo.

La vie est *dynamique,* non statique.

Mais nous ne faisons rien d'autre qu'extraire une image du film, la stocker dans notre mémoire et lui attribuer une existence réelle.

41. Méditer sur la mort est un leitmotiv du bouddhisme, mais, s'il vous plaît, ne vous imaginez pas que cela en fasse une vision pessimiste ou tragique de l'existence. Au contraire, la pensée de la mort rehausse l'importance et le caractère sacré de la vie, nous fait l'apprécier et en jouir davantage. Les Romains de l'Antiquité plaçaient en évidence un squelette symbolique lors de leurs fêtes, pour se rappeler le caractère transitoire de la vie *(Memento mori !)* afin d'en jouir encore plus.

C'est de cette façon que nous regardons nos proches, nos parents, nos amis et nous-mêmes.
Comme des photos, figées et immuables.
Et nous croyons qu'elles sont déterminées, fixées, toujours identiques à elles-mêmes.
Nous nous attendons tellement à ce qu'elles ne changent pas que nous sommes surpris et irrités quand nous découvrons que ce n'est pas le cas, qu'elles changent et ne sont pas ce que nous pensions[42].
C'est-à-dire des images d'un film, car dans notre esprit, ce sont des photos et nous les avons prises une fois pour toutes, pour la vie.
Pourquoi ?
Parce que notre *personnalité enfantine*, qui nous ramène toujours en arrière, et ne demande qu'à prendre le dessus dans toute crise existentielle (une maladie, une perte, un échec) et que certains ne dépassent et n'abandonnent jamais, est incapable de s'adapter au changement, car elle se sent incapable de dominer la réalité.
Nous créons donc pour nous-mêmes une illusion de certitude, extrayant des images du film de notre vie et leur attribuant une réalité[43].
C'est pourquoi l'expérience de l'Éveil suppose aussi une *maturité psychologique*, c'est-à-dire la capacité de dépasser la personnalité enfantine pour devenir adulte,

42. Cette erreur cognitive entraîne d'énormes souffrances : les couples mariés se séparent très souvent parce que l'un des deux partenaires découvre (peut-être après vingt ans) que l'autre personne n'est pas *comme il (ou elle) le pensait*.

43. Ce qui constitue une authentique névrose.

capable d'affronter les incertitudes liées à la constante transformation de la réalité.

L'Éveil suppose une maturité psychologique et le passage d'une personnalité enfantine à une personnalité adulte.

L'exercice que vous devez pratiquer afin d'atteindre *l'Éveil* est le suivant.

EXERCICE 3
1. J'apaise ma respiration, je détends mon corps, j'observe mes pensées avec détachement. **2. J'observe l'environnement autour de moi.** **3. J'observe le changement continuel à l'intérieur et à l'extérieur de moi.** **4. Je suis conscient de la précarité de toutes choses.**

Pratiquez cet exercice *pendant une semaine*.
Vous n'avez pas besoin de conditions ni d'un environnement spécifiques.
Cet exercice peut être pratiqué partout. Au moment et dans les conditions que vous jugerez bons.
Au cours de cette troisième semaine, votre principal objectif sera de **voir le changement**.

Si vous le souhaitez, durant cette semaine, vous pourrez vous aider d'un mantra, à réciter mentalement, quand vous le jugerez utile :

Je vois	inspiration
le changement.	expiration
Je suis	inspiration
un bouddha.	expiration

Chapitre 17

Le non-attachement

La découverte que la réalité change constamment a une *conséquence* majeure.
Nous devenons conscients qu'**il n'y a rien de fixe à quoi nous puissions nous attacher**.
Et c'est ainsi que la quatrième capacité de la bouddhéité, le *non-attachement*, se développe spontanément en nous.
Acquérir cette quatrième capacité est l'étape la plus difficile à franchir sur notre chemin vers la bouddhéité.
Mais c'est aussi la plus importante, parce que le non-attachement représente une transition permanente de la personnalité enfantine vers la personnalité adulte.

Il signifie qu'on abandonne complètement et une fois pour toutes *le besoin de protection, de points de repère, de certitudes.*
Il n'y a pas de certitudes dans le monde réel.
Le monde réel est soumis à un *changement* permanent.
C'est pourquoi on ne peut en attendre ni points de repère fixes ni certitudes.
La réalité nous le démontre parfois de façon brutale, par exemple, quand nous perdons un être cher.
Nous sommes alors forcés de voir la réalité comme elle est. Et, pour un moment, même si ce n'est qu'à travers notre douleur, nous faisons l'expérience de l'*Éveil*.
Mais, un instant plus tard, dans un réflexe d'autodéfense, nous revenons à l'illusion de la permanence, de la stabilité, de la certitude.
C'est notre *attachement* qui nous donne l'illusion qu'il y a des points de repère et des certitudes.
Donc, si nous lâchons prise à propos de cet attachement, nous pouvons abandonner les certitudes.
Est-ce un acte si effrayant?
Si on examine le problème depuis l'attachement, c'est-à-dire dans la dépendance et la certitude illusoire de la permanence, oui, c'est vraiment terrible parce que nous nous sentons seuls et abandonnés.
N'avoir ni points de repère dans notre vie, ni certitudes, est vraiment terrible.
Mais seulement pour quelqu'un qui ne peut rien faire sans points de repère et certitudes, quelqu'un qui a

besoin d'aide et de protection. En d'autres termes, pour un *enfant*. Non pour un adulte.
L'adulte a gagné la capacité de prendre soin de lui sans aide ni protection.
Il n'a besoin de personne.
Il n'a donc pas besoin de points de repère ni de certitudes, parce qu'il les a en lui-même.
Il n'a plus besoin de personne ni de quoi que ce soit, parce qu'il est *à lui-même son point de repère*.
C'est pourquoi il est capable d'avancer et de devenir un *parent*.
Il est si sûr de lui, si capable de s'aider lui-même qu'il est en mesure d'aider les autres et donc d'élever des enfants.
Parce que le non-attachement lui permet aussi de surmonter l'*égoïsme personnel* de l'adulte.
Des autres, il n'exige, il n'espère rien de plus que ce qu'ils ont à lui offrir.

Un bouddha n'a pas d'attentes : il accepte et apprécie ce qui est là[44].

L'*espoir* est notre principale cause de souffrance.
Nous comprenons à présent qu'atteindre l'état de bouddhéité signifie aussi développer notre personnalité adulte, celle qui va faire de nous un parent.
L'enseignement du Bouddha englobe la totalité de notre *évolution psychologique*.

44. C'est la raison pour laquelle le Bouddha est traditionnellement appelé *tathata* : « cela qui est ».

Dans l'évolution naturelle qui conduit l'enfant à devenir adulte et parent, le développement de ces trois personnalités naturelles est nécessaire à celui de la quatrième personnalité, celle de bouddha.

La personnalité de bouddha, l'état de bouddhéité sont d'ailleurs impossibles à atteindre si nous n'avons pas au préalable développé notre personnalité d'adulte et de parent.

En suivant la méthode exposée dans ce manuel, qui est l'enseignement du Bouddha lui-même, vous deviendrez, si vous ne l'êtes pas déjà, un adulte et un parent puis, enfin, un **bouddha**.

Le non-attachement est une capacité *cruciale* dans ce processus évolutif.

Il y a cependant une chose à clarifier : le non-attachement ne signifie pas le non-amour. Le non-attachement ne signifie pas : « Je n'ai rien à faire de toi, tu ne comptes pas pour moi. » Le non-attachement n'est pas l'indifférence.

Le non-attachement est une non-demande de possession.

Parce que l'attachement n'est pas l'attachement à l'autre mais à soi-même, *c'est l'attachement à l'ego.*

Comme nous le verrons, le résultat du non-attachement est l'amour, alors que le résultat de l'attachement est l'égoïsme[45].

45. Combien d'êtres, proclamant qu'ils nous aiment, exigent de nous présence, disponibilité, loyauté, dévouement, sacrifice, nobles vertus qui représentent en réalité de

Mais comment pouvons-nous nous libérer de l'attachement ?
Nous avons des dizaines, des centaines d'attachements. Grands ou petits.
Que faire pour nous en libérer ?
La première chose est d'*en devenir conscient.*
Devenir conscient de ses propres attachements.
Ils peuvent être divisés en deux grandes catégories : les attachements émotionnels et les attachements matériels.
Malgré la clarification ci-dessus, il vaudrait mieux appeler les attachements émotionnels *possessions émotionnelles*, sinon vous allez avoir quelques difficultés à comprendre ce qui suit.
Vous pouvez vous libérer des possessions émotionnelles en considérant leur *précarité*.
Ou plutôt, la précarité de la présence dans votre vie de la personne à laquelle vous songez.
La conscience de la précarité de toutes choses est la grande force motrice derrière le non-attachement, qui permet de développer cette très grande capacité.

La conscience de la précarité de toutes choses permet de développer la capacité de non-attachement.

Vous devez méditer *fréquemment* sur la précarité de toutes choses.

---

la souffrance pour nous – mais du plaisir pour *eux* ? Le véritable amour est le désir du bonheur de l'autre, pas du nôtre.

Vous devez *toujours* être conscient de la précarité de toutes choses.
C'est l'usage systématique de cette capacité que vous avez acquise – la *conscience du changement* – qui vous permettra de développer cette autre capacité, le non-attachement.
Devenez conscient de la précarité de l'existence et donc de la précarité de la présence dans votre vie des êtres qui sont les objets de votre attachement émotionnel.
Ils ne sont pas éternels.
Ils ne seront pas toujours là.
Ils ne seront peut-être pas là toute votre vie.
Vous ne pouvez donc pas exiger leur présence.
Comme nous l'avons vu, exiger la présence de quelqu'un ne signifie pas qu'on l'aime.
Cela signifie qu'on *veut être aimé de lui ou d'elle*.
Derrière ce faux amour, il y a en fait un *besoin* et donc une exigence.
Mais le besoin n'est pas un plaisir, c'est une souffrance, car il court le risque continuel de ne pas être satisfait.
La philosophie du Bouddha est *plaisir* et non souffrance : c'est contre la souffrance qu'il s'est battu.
C'est pour cela qu'il prêche l'amour.
Parce que l'amour est joie et plaisir.
Aimer consiste à apprécier l'existence de l'autre, indépendamment de sa présence.
Et si l'amour de Dieu n'était rien d'autre qu'un tel amour ?

Je ne vous suggère pas d'abandonner les gens que vous aimez.
Je vous demande seulement de devenir *libre* d'apprécier les gens que vous aimez quand ils sont là et d'apprécier autre chose quand ils ne sont pas là.
Devenir libre de demandes envers eux et capable d'apprécier votre disponibilité à leur égard.
Parce qu'être disponible, se donner, est un plaisir.
C'est l'amour qui, comme vous le voyez, découle du non-attachement ou plutôt de la non-possession.
Vous pouvez vous libérer des attachements *matériels* en examinant votre *capacité à vivre sans eux.*
Commencez par identifier vos petits attachements.
Ne commencez pas par les addictions comme la cigarette, l'alcool, etc. En effet, ce ne sont pas de petits attachements, ils figurent parmi les pires dont vous puissiez être affligée.
Parce que vous entretenez le même rapport de dépendance avec eux qu'un nourrisson avec le sein maternel : ce sont des substituts.
Et votre personnalité enfantine, n'ayant pas de sein à sucer, utilise des cigarettes, du chocolat, du whisky et ainsi de suite. Pour le moment, laissez vos mauvaises habitudes tranquilles. Vous ne deviendrez capable de vous en libérer que quand votre personnalité adulte aura pris le dessus.
Prenez un petit attachement, comme votre émission de télé préférée. Et réfléchissez à ce que serait votre vie si cette émission était annulée.

Vous comprendrez alors que ce ne serait pas bien grave, au fond.
Vous vous en accommoderiez.
C'est tout.
C'est exactement ce qui va arriver tôt ou tard.
Tôt ou tard, cette émission sera déprogrammée.
Je ne vous demande pas pour autant de cesser de la regarder.
Un bouddha n'est pas un masochiste.
Vous devez simplement devenir capable de faire sans elle.
Vous devez devenir *libre* de la voir ou de ne pas la voir, à volonté.
Voilà l'élimination des attachements matériels.

Comme exercice, je vous propose de vous abstenir parfois de la regarder, et de faire à la place quelque chose d'autre qui vous intéresse.
Ensuite, essayez avec un autre petit attachement, puis un autre, jusqu'à ce que vous ayez passé en revue tous vos petits attachements et que vous soyez capable de commencer à vous attaquer aux pires que j'ai mentionnés (cigarettes, alcool) et de les supprimer.
Une fois que vous vous serez libéré de vos attachements, surtout votre attachement à l'exigence que tout reste toujours identique à lui-même et se plie à vos désirs, vous allez découvrir quelque chose de merveilleux.

La conscience de la précarité de la vie et de toutes choses vous fera apprécier leur caractère unique et leur beauté, mille fois plus que vous ne le faisiez auparavant.
Chaque moment deviendra unique, sans pareil, et vous en deviendrez conscient.
Vous savourerez chaque instant, chaque chose, chaque être, chaque situation avec un incroyable plaisir, si ennuyeux ou odieux soient-ils.
Et qui plus est, telle est la grandeur de la bouddhéité, vous ne sentirez même plus l'ennuyeux, l'odieux, le déplaisant, le laid.
Parce que chaque chose, vue sous l'angle de sa précarité et de sa singularité, est merveilleuse, simplement du fait qu'elle existe.
Sans parler des gens.
Chaque personne en fait, si insignifiante, si médiocre, si ennuyeuse, antipathique, malfaisante et surtout si stupide soit-elle, est unique et merveilleuse en ce qu'elle existe, est vivante et réelle[46].
Et si vous vous êtes libéré des attachements, vous serez capable d'apprécier et d'aimer cette personne.
Vous serez capable de l'apprécier quand elle est là.
Sans exiger qu'elle soit là quand elle ne l'est pas.
Et sans exiger qu'elle soit différente de ce qu'elle est.
Autrement dit, sans *attachement*.

46. Les êtres stupides sont une remarquable invention. D'abord, s'ils n'existaient pas, nous serions incapables de nous sentir intelligents. Ensuite, ils sont très amusants. Le meilleur moyen de vous amuser est de vous assurer qu'ils sont stupides. Il faut du cran pour soupçonner qu'ils pourraient être intelligents. Parce qu'à ce moment-là vous découvririez aussi que l'idiot, c'est vous.

Parce que l'attachement est toujours l'attachement à ce qui n'est pas là, il exprime un *désir pour ce qui n'est pas là.*

L'attachement exprime un désir pour ce qui n'est pas là.

Le non-attachement, en revanche, est essentiellement non-désir : il sait ne pas exiger ce qui n'est pas là, mais apprécier et savourer ce qui est là.
Le non-attachement *n'exige pas ce qui n'est pas là mais il apprécie et il savoure ce qui est là.*
Essayez de faire cela et votre vie changera.
Faites le grand saut, renoncez à toute certitude et devenez conscient à chaque instant de votre vie de l'absolue précarité, et en même temps du caractère singulier, incomparable, merveilleux, miraculeux de chaque moment, de chaque chose avec laquelle vous entrez en contact, de chaque personne, de chaque situation.
Développez la quatrième capacité, le non-attachement, et la bouddhéité sera vraiment à votre portée.

L'exercice que vous devez pratiquer pour atteindre le *non-attachement* est le suivant.

EXERCICE 4
1. J'apaise ma respiration, je détends mon corps, j'observe mes pensées avec détachement. **2. J'observe l'environnement autour de moi.** **3. Je suis conscient de la précarité de chaque chose.** **4. Je laisse le non-attachement croître en moi.**

Pratiquez cet exercice une semaine durant.
Vous n'avez aucun besoin de conditions ni de cadre particuliers.
Il peut être pratiqué partout.
Lors de cette quatrième semaine votre principal objectif sera : **vous libérer de vos attachements**.
Si vous le souhaitez, pendant cette semaine, vous pourrez vous aider d'un mantra, à réciter mentalement, au moment que vous choisirez :

Je n'ai	inspiration
pas d'attachements.	expiration
Je suis	inspiration
un bouddha.	expiration

Chapitre 18

L'amour universel

Si vous vous étiez arrêté après avoir acquis les quatre précédentes capacités, vous ne seriez pas encore devenu un bouddha.

Vous seriez un individu centré sur lui-même, autosuffisant, susceptible d'apprécier toutes les situations, mais pour l'essentiel isolé des autres, privé de la capacité de communiquer avec d'autres créatures vivantes et avec tout l'univers, capacité qui fait de nous des êtres humains conscients d'eux-mêmes et prêts à *aimer*.

Vous auriez développé votre *personnalité adulte*, vous auriez appris à vous confronter tout seul à la précarité et à l'incertitude de la vie.

Vous auriez aussi développé votre personnalité de *parent*, ce qui permet d'accepter les autres comme ils sont et d'apprécier leur beauté et leur singularité.
Et peut-être de les aider.
Mais vous ne seriez pas devenu un bouddha.
Parce que vous n'auriez pas atteint cette *sérénité* qui, comme nous l'avons vu, est la caractéristique fondamentale d'un bouddha.
Et cela, on ne peut l'atteindre que grâce à l'amour universel.

> *Seul l'amour universel peut emplir la vie de paix et de joie.*
>
> [SUTTA PITAKA, MAJJHIMA NIKAYA, PIYAJATIKA SUTTA]

L'état de bouddhéité ne peut donc être atteint avant que cette cinquième capacité – l'amour universel – ait été complètement épanouie.
En fait, c'est l'*essence* de la bouddhéité.
Seul l'*amour universel* peut nous permettre d'acquérir cette **sérénité**, que nous avons définie comme notre *objectif* initial.
Pourquoi donc, vous demanderez-vous peut-être, s'échiner à développer les quatre précédentes capacités et ne pas tenter d'atteindre immédiatement l'amour universel[47] ?

47. Cette impatience, vouloir tout, tout de suite, est typique des enfants. Un petit test? Si vous ne supportez pas que vos désirs ne soient pas exaucés sur-le-champ, vous êtes un enfant.

Parce que l'amour universel ne peut être obtenu si ces quatre capacités n'ont pas été développées au préalable.
Nous ne pouvons aimer l'univers entier si nous n'avons pas d'abord appris à contrôler l'esprit, à être présent au réel, à voir le changement et à lâcher prise au sujet de nos attachements.
Seul un esprit libre de peur au contact du réel, et libéré des besoins égoïstes, peut prodiguer l'amour universel. Affranchi des obstacles, des limites, des conditions négatives.
L'amour universel n'a ni limites ni conditions.
L'amour universel est une émotion qui emplit l'esprit et notre corps jusque dans la moindre de ses cellules.
L'amour universel signifie repousser ses limites, s'agrandir aux dimensions de l'univers entier, acquérir la conscience de l'univers auquel nous appartenons, *devenir l'univers.*

L'amour universel signifie être en contact avec l'univers, devenir l'univers entier.

Que penseriez-vous d'une goutte d'eau qui, au moment où elle serait projetée au sommet d'une vague, imaginerait qu'elle existe comme distincte de l'océan auquel elle appartient?
Qu'elle est folle[48] !

48. Traiter de folle une pauvre goutte d'eau tendrait à montrer que, pour devenir un bouddha, il faut vraiment dépasser toutes les limites!

Mais c'est exactement ce que vous faites chaque fois que vous vous sentez séparé des autres et de l'univers auquel vous appartenez.
C'est ce que le Bouddha a découvert avec l'*Éveil* : que nous sommes simplement des cellules d'un univers éternel et infini qui est en perpétuelle transformation.
Et les mystiques, tout au long de l'histoire et dans toutes les cultures, ont fait la même expérience : ils ont éprouvé l'appartenance au Tout, la communion avec l'univers, qu'ils ont identifié à une divinité.
Mais comment développer l'amour universel à l'intérieur de soi ?
Le Bouddha nous a livré une indication essentielle : la *compassion*.

> *L'amour universel implique la compassion et la dévotion.*
> *La compassion et la dévotion se donnent pour but le bonheur de tous et n'exigent rien en retour.*
>
> [SUTTA PITAKA, MAJJHIMA NIKAYA, PIYAJATIKA SUTTA]

La compassion est **la graine à partir de laquelle s'épanouit la fleur de l'amour**.
Seule la compassion peut faire grandir l'amour en nous.
Pourquoi éprouvons-nous naturellement de l'amour pour les bébés ?

Pas seulement les bébés humains mais les bébés de n'importe quel animal[49].
Parce que les bébés, dans leur faiblesse, leur vulnérabilité, leur incapacité à se nourrir par eux-mêmes, à se défendre, à survivre *provoquent notre compassion.*
Mais que signifie le terme *compassion*? Littéralement cela veut dire « éprouver la même passion », c'est-à-dire la même souffrance[50].
En d'autres termes, prendre sur soi la souffrance d'autrui.
Comprendre la souffrance de l'autre.
Car c'est cette *compréhension* qui rend possible la compassion.
Selon la tradition, Siddhârta lui-même **a vu que la compréhension et l'amour ne sont pas un et le même : sans compréhension il ne peut y avoir d'amour**.

Compréhension signifie *connaissance.*
Connaissance du passé, de la vie, de la souffrance de l'autre.
C'est pourquoi nous éprouvons de la compassion pour nos partenaires et nos amis.
Parce que nous connaissons leur passé, leur vie, leur souffrance.

49. Il y a des gens qui élèvent des crocodiles et sont émus quand ils voient les petits crocodiles sortir de l'œuf et commencer à s'agiter, prêts à refermer leurs petites mâchoires sur tout ce qui est à leur portée...
50. Le sens du mot latin *passio* est « souffrance »: la passion du Christ est son calvaire.

Si vous êtes intéressé par le passé, la vie, la souffrance de l'autre, vous ne pouvez vous empêcher d'éprouver de la compassion pour cette souffrance.
Et ressentir de la compassion pour la souffrance de l'autre signifie *devenir l'autre.*
En fait, la compassion que vous ressentez pour lui est la compassion que vous éprouvez pour vous-même.
C'est avec vous-même, donc, que commence votre voyage vers l'amour universel.
Vous connaissez votre propre passé, votre propre vie.
Vous connaissez votre propre souffrance.
Comment n'éprouveriez-vous pas de compassion pour votre propre souffrance ?
Il n'est pas question d'apitoiement sur soi, de se sentir une victime, mais de compassion authentique pour la souffrance de l'enfant, de l'adolescent, de l'homme ou de la femme que vous avez été, que vous êtes.
Si vous êtes capable de compassion, d'acceptation, de pardon et de respect pour l'enfant, l'adolescent, l'homme ou la femme que vous avez été – que vous êtes –, vous êtes capable d'amour pour vous-même.
Et apprendre à vous aimer vous-même est le premier pas vers l'apprentissage de l'amour des autres[51].
Quand vous aurez appris à vous accepter vous-même, à vous pardonner, à éprouver de la compassion pour vos propres souffrances, vos illusions, vos passions, vos

51. [*Buddhacarita*, III, 24.]
« Jésus n'a-t-il pas dit : "Tu aimeras ton prochain comme toi-même." »
[Matthieu, XXII, 39.]

rêves, vos déceptions, vos défaites, vos blessures, vous aurez appris à vous aimer vous-même.
Et vous serez alors capable d'aimer les autres.
Parce que vous verrez alors chez les autres les mêmes souffrances, illusions, passions, rêves, déceptions, défaites et blessures.
Voilà la véritable définition de l'amour : nous reconnaître dans l'autre.
C'est l'acte même qui nous a donné naissance.
S'identifier à l'univers qui nous entoure.
Alors, vous devenez chaque créature vivante et vous ne pouvez qu'éprouver la souffrance que chacune d'elles éprouve.
Il n'y a en réalité aucune différence substantielle entre nous et les autres créatures vivantes : nous partageons tous cette appartenance à l'univers, nous sommes tous concernés par l'expérience de la souffrance.
Examiner la souffrance de toutes les créatures vivantes conduit à montrer de la *compassion* pour tous les êtres, et la compassion n'est rien d'autre que l'*amour*.
Si vous avez vraiment surmonté votre attachement à vos parents et à vos enfants, à votre mari ou votre femme, à vos amis, à ces quelques créatures vivantes dont dépend votre bonheur, alors vous êtes libre d'aimer toute créature vivante dans l'univers.

Quand nous parlons d'amour, nous voulons généralement dire amour entre parents et enfants, maris et femmes, parents et amis.

À cause de la nature des concepts « je » et « moi », cet amour est emprisonné dans l'attachement et la discrimination. Les gens ne veulent aimer que leurs parents, leur conjoint, leurs enfants et petits-enfants, leurs amis. Du fait qu'ils sont englués dans l'attachement, ils redoutent les maux auxquels sont exposés ceux qu'ils aiment et vivent dans une anticipation pleine d'anxiété. Alors, quand un malheur survient, la souffrance est terrible. C'est l'amour basé sur la discrimination qui cause le préjudice, c'est-à-dire un amour qui s'accompagne d'indifférence, voire d'hostilité envers ceux que nous excluons.
L'attachement et la discrimination sont des causes de souffrance pour nous-mêmes et les autres. En réalité, l'amour auquel aspirent tous les êtres est l'amour universel.

[Sutta Pitaka, Majjhima Nikaya, Piyajatika Sutta]

Parce que, comme vous pouvez maintenant le comprendre, votre attachement à ces quelques créatures vivantes n'était pas le véritable amour.
C'était le *besoin* d'être aimé d'eux.
L'amour véritable, précisément parce qu'il ne renferme aucun attachement, est aussi dénué de tout besoin.
Vous n'attendez rien de ceux que vous aimez.

Il n'importe nullement qu'ils soient conscients ou non de votre amour.
Il n'importe nullement qu'ils vous montrent ou non de la gratitude.
Peu importe qu'ils vous rendent votre amour.
Une mère exige-t-elle de son enfant qu'il soit conscient de son amour?
Une mère exige-t-elle de son enfant qu'il lui montre de la reconnaissance?
Combien de mères continuent à aimer leurs propres enfants alors qu'ils ne montrent aucune reconnaissance pour l'amour qu'ils en reçoivent?
Et combien de mères continuent à aimer leurs propres enfants alors qu'ils sont ingrats mais que, en plus, ils mentent, volent, tuent?
Telle est la véritable définition de l'amour: *une acceptation inconditionnelle.*
Cette acceptation inconditionnelle est la fleur née d'une plante qui possède deux racines: le non-attachement et la compassion.
Vous voyez à présent comment le non-attachement vous permet de développer l'amour universel, et comment la compassion vous permet de le nourrir et de le faire croître en vous.
Cultivez en vous-même le non-attachement et la compassion, et la fleur de l'amour universel s'épanouira spontanément en vous, comme toute fleur s'épanouit spontanément sur la plante qui la porte.

L'amour universel, comme tout autre sentiment, croît en fait *grâce à des expériences répétées*. C'est à travers l'expérience répétée de l'amour pour une personne que notre amour pour elle se renforce, l'emporte sur nos autres sentiments et devient finalement *absolu*.

De la même façon, votre amour pour l'univers, pour chaque être dans l'univers, qui n'est rien d'autre que l'amour pour vous-même étendu à l'ensemble de l'univers, peut être développé en l'expérimentant *de façon répétée*.

Pour développer l'amour universel en vous-même, donc, vous devez vous appliquer à entrer quotidiennement en communication avec l'univers et avec les créatures qui le peuplent, avec leur souffrance, jusqu'à ce que vous éprouviez de la compassion pour toutes ces créatures et que vous ayez pris conscience que vous êtes essentiellement uni à elles.

Développer l'amour universel signifie développer la *quatrième personnalité* dont nous autres, êtres humains, sommes capables. Cela signifie aller au-delà de notre animalité, dépasser nos trois personnalités naturelles : enfant, adulte et parent.

Atteindre l'amour universel équivaut à devenir un bouddha, le stade ultime de l'évolution psychologique d'un être humain.

Devenir un bouddha est le stade ultime de l'évolution psychologique de l'être humain.

L'exercice que vous devez pratiquer afin de développer *l'amour universel* en vous-même est le suivant.

EXERCICE 5

1. Je suis conscient d'appartenir à l'univers.
2. Je considère la souffrance de tous les êtres humains.
3. Je ressens de la compassion pour tous les êtres.
4. Je laisse croître mon amour pour tous les êtres.

Pratiquez cet exercice *pendant une semaine.*
Vous n'avez pas besoin de conditions ni d'un cadre particuliers.
Il peut être pratiqué n'importe où, au moment que vous jugerez bon.
Dans cette cinquième semaine, votre principal objectif sera **d'entrer en contact avec l'univers et de développer de l'amour pour tous les êtres**.

Si vous le souhaitez, pendant cette semaine, vous pourrez vous aider d'un mantra, à réciter mentalement, au moment que vous jugerez opportun :

Je suis	inspiration
un bouddha.	expiration
Je suis	inspiration
Amour.	expiration

Chapitre 19

Maintenir l'état de bouddhéité

Maintenant, vous êtes un *bouddha*, même si votre bouddhéité n'en est qu'à un stade *initial* et doit encore être renforcée et développée jusqu'à ce qu'elle devienne *votre vraie nature*.

Déjà, à la fin de cette cinquième semaine, si vous avez pratiqué avec constance, votre bouddhéité est devenue une réalité comme je vous l'ai promis, et vous pouvez la sentir en vous.

Une fois acquise la bouddhéité, vous devez cependant l'aider à s'enraciner jusqu'à ce qu'elle devienne *permanente*.

Ce qui est maintenant nécessaire, donc, c'est d'aider l'état de bouddhéité à *s'enraciner*, même s'il ne suppose plus l'engagement qu'il a représenté pendant ces cinq héroïques semaines, mais est devenu un plaisir chaque jour renouvelé.

Votre ultime effort consistera simplement à pratiquer *l'exercice final une fois par jour.*

EXERCICE FINAL
1. J'apaise ma respiration, je détends mon corps, j'observe mes pensées avec détachement.
2. J'observe l'environnement autour de moi.
3. Je suis conscient de la précarité de toutes choses.
4. Je me libère de tout attachement.
5. Je laisse croître mon amour pour tous les êtres.

Cet exercice coïncide pour l'essentiel avec *Vipassana*, la méditation bouddhiste traditionnelle[52].

Et celle-ci vous met en contact avec vos cinq capacités.

Les cinq capacités du Bouddha.

Avec de la pratique cela ne vous prendra que quelques minutes.

Au bout d'un certain temps, variable suivant les personnes, vous sentirez que vous pouvez y arriver sans cet exercice de méditation, et votre bouddhéité sera devenue votre vraie nature.

Vous serez alors devenu un bouddha authentique.

Pour y parvenir, vous devez d'abord comprendre quelques idées de base.

52. Il s'agit ici d'une version simplifiée et plus simple à appliquer que la méthode traditionnelle qui comporte 16 phases [Buddhadâsa, *Mindfulness with Breathing, op. cit.*]

La première chose à comprendre, c'est que vous devez *placer votre sérénité au-dessus de tout.*

Votre sérénité doit être placée au-dessus de toute autre chose.

Ne prenez pas ce conseil pour un encouragement à l'égoïsme.
Pour tous les problèmes que vous aurez à résoudre, le calme et la sérénité seront toujours plus efficaces que l'anxiété et la peur.
Vous ne pouvez aider quiconque si vous ne préservez pas votre sérénité.
C'est comme quand un avion est secoué par des turbulences et que les masques à oxygène tombent devant les voyageurs. Vous ne pourrez aider vos enfants à enfiler leur masque si vous n'avez pas d'abord enfilé le vôtre.
Vous pouvez difficilement soigner autrui si vous êtes malade.
La sérénité est en fait la clé de l'*efficacité*.
La proximité d'une personne sereine donne de la sérénité et du plaisir.
C'est pourquoi, si vous êtes habité par la sérénité, votre simple présence donnera de la sérénité aux autres et les aidera.
Voilà un véritable acte d'amour.

La deuxième chose que vous devez comprendre, c'est que la souffrance a *trois causes immédiates* qui découlent toutes de l'attachement : *les attentes*, *les peurs* et *la culpabilité.*

La souffrance a trois causes immédiates : attentes, peurs et culpabilité.

Mais toutes trois sont *infondées.*
Les attentes expriment notre exigence que la réalité se conforme à nos désirs, et il est évident que cela ne peut jamais se produire systématiquement.
Ce n'est pas la faute des autres si nos attentes sont déçues.

Nous devons simplement mettre fin à cet état d'attente.

La peur est toujours peur de quelque chose *qui n'est pas là*. Sauf, bien sûr, si un bus est sur le point de me renverser. Ma peur, dans ce cas, est une réaction juste. C'est la seule façon de me sauver moi-même. Mais si, assis dans mon fauteuil, j'éprouve de la peur à la pensée que, en sortant ce soir, je pourrais me faire renverser par un autobus, il s'agit de la peur de quelque chose qui n'est pas là. Autrement dit, d'une *peur imaginaire.*
Et les peurs imaginaires sont infondées, ce sont des peurs *névrotiques.*
Le sentiment de culpabilité, lui aussi, est absolument dénué de fondement.

La culpabilité n'est justifiée que si vous faites du mal en sachant que c'est mal et avec l'intention spécifique de le faire quand même. Mais seul un fou peut agir de la sorte. Une personne « normale » n'agit jamais ainsi.
Si bien que, quand vous reprochez aux autres votre propre souffrance, vous commettez une erreur fondamentale.
Comme je l'ai dit au début de ce manuel, ce ne sont pas les autres qui provoquent votre souffrance, mais votre réaction devant leurs actes.
Si votre mari ou votre femme vous quitte pour quelqu'un d'autre, il est logique que vous lui en vouliez de la souffrance que vous éprouvez alors.
Mais examinez la question attentivement: vous allez découvrir que vous avez une part de responsabilité dans cette situation (personne ne quitte un être merveilleux), mais aussi que votre souffrance est absolument *égoïste* et donc qu'elle ne concerne que vous. Vous ne souffrez certainement pas parce que votre conjoint est malheureux, mais parce que vous l'êtes.
Et pourquoi êtes-vous malheureux?
Parce qu'il ou elle vous manque.
Mais qu'est-ce qui vous manque en réalité?
Sa présence, de toute évidence.
En d'autres termes, votre *possession*.
Mais, si vous avez développé le non-attachement, ce qui veut en fait dire la non-possession, votre souffrance perd sa raison d'être.

Et si vous avez aussi développé l'amour, vous ne pourrez vous empêcher de vous réjouir du bonheur qu'elle ou lui aura trouvé avec quelqu'un d'autre.
Cela signifie simplement que vous n'étiez pas faits l'un pour l'autre.
Maintenant que vous êtes un bouddha, vous avez saisi que votre souffrance ne dépend pas du comportement d'autres personnes mais de vos propres attentes, de vos peurs et de votre culpabilité.
Et il en va de même pour ces autres personnes.
Il vaut mieux que vous soyez conscient d'une chose : la souffrance est nécessaire au développement de la conscience.
Peut-être est-ce d'ailleurs votre souffrance qui vous a conduit à lire ce livre et à vous lancer dans votre quête de la bouddhéité...
C'est pour cette raison même que la souffrance doit être respectée.
Respecter la souffrance de toute personne comme une opportunité qui lui est offerte de développer sa conscience : telle est l'attitude du bouddha.
Vouloir à tout prix délivrer les êtres de leur souffrance ou vous en charger est une attitude *névrotique*. Pensez d'abord à vous délivrer de votre *propre* souffrance. Ce n'est qu'alors que vous pourrez penser à délivrer les autres de leur souffrance.
Mais seulement s'ils réclament votre aide. Ne tombez pas dans le complexe du boy-scout, qui vous ferait aider

toutes les vieilles dames à traverser la rue, même quand elles n'en ont pas la moindre envie.
Si quelqu'un vous demande de l'aide, donnez-la-lui. Et d'ailleurs pourquoi ne pas consacrer votre vie à aider ceux qui en ont besoin ?
La *pratique* de l'amour universel est stérile si elle se cantonne au domaine de la contemplation.
Mais ne donnez votre aide qu'à ceux qui la demandent, ne leur expliquez pas ce dont ils ont besoin. Ceux qui s'escriment à donner aux autres ce qu'ils estiment bon pour eux ne sont pas des représentants de l'amour universel mais du colonialisme émotionnel et culturel. C'est pourquoi ils ont le sentiment d'être des humains si parfaits. Ils disent toujours : « J'ai reçu beaucoup plus que je n'ai donné. » Et c'est vrai.

Si vous avez aimé utiliser des mantras et voulez continuer, vous pouvez réciter le mantra[53] suivant aussi longtemps que vous le souhaiterez :

Je suis	inspiration
un bouddha.	expiration

53. Ce mantra, très puissant, peut vous accompagner toute votre vie.

ET MAINTENANT...

Vous avez mis en branle la roue de votre *karma*.
Il va accomplir votre *évolution spirituelle*.
Ce n'est pas le fait du hasard si vous avez lu ce livre et avez suivi ses instructions.
Beaucoup d'autres l'ont vu sur un rayonnage et l'ont purement et simplement ignoré.
Beaucoup d'autres l'ont lu et oublié.
Vous l'avez suivi parce que vous étiez prêt.
Il a simplement été le déclic qui a accéléré votre *évolution spirituelle*.
Parce qu'il y avait en vous une *graine* de cette bouddhéité et de cet amour universel que vous êtes maintenant prêt à laisser grandir jusqu'à ce qu'ils imprègnent votre cœur et votre vie, jusqu'à ce qu'ils donnent enfin, dans l'économie générale de l'univers, un sens, un but, une direction à votre vie.
Parce que, devenir un bouddha, lutter pour devenir et rester un bouddha, donneront un sens et un but à votre vie.
Peu d'êtres y parviennent.
Vous êtes l'un d'eux.
C'est la raison pour laquelle ce livre a été écrit : faire éclore votre évolution et celle de ceux qui, comme vous, sont prêts à devenir un bouddha.

Sur votre chemin vers la bouddhéité, vous accompagnent avec leur pouvoir et leur énergie tous les bouddhas qui vous ont précédés.
Leur force est la vôtre.
Leur conscience est la vôtre.
Leur amour est le vôtre.

Vous êtes un bouddha.

Impression réalisée par

BRODARD & TAUPIN

La Flèche
en mai 2010
pour le compte
des Éditions FIRST

Dépôt légal : mai 2010
N° d'impression : 57135
Imprimé en France